MARCEL ET L'INCROYABLE

Code de la propriété intellectuelle n'autorisant, aux termes de l'article L 122-5 (2° et 3°a), d'une part, que les « copies ou reproductions strictement réservées à l'usage privé du copiste et non destinées à une utilisation collective » et, d'autre part, que les analyses et les courtes citations dans un but d'exemple et d'illustration, « toute représentation ou reproduction intégrale ou partielle faite sans le consentement de l'auteur ou de ses ayants droit ou ayants cause est illicite » (art L 122-4). Cette représentation ou reproduction, par quelque procédé que ce soit, constituerait donc une contrefaçon sanctionnée par les articles L335-2 et suivants du Code de la propriété intellectuelle.

Éditions
Marcanst

12 avenue Clément Massier
Résidence Golfe Juan Parc
06220 Vallauris

ISBN : 978-2-491705-00-8
Dépôt Légal : janvier 2020
1ère impression : Janvier 2020

Site internet : www.editionsmarcanst.com

Crédit photo / Image de couverture :
Marcel Anstett - Pixabay

Couverture et mise en page :
Karine Leroy / Studio Carrélight

Marcel Anstett

MARCEL ET L'INCROYABLE

Marcanst

Préface

De sa naissance à l'apparition, de l'apparition à la révélation, de la révélation à la manifestation, les rencontres, les actions, les pouvoirs, le voyage dans les échanges, l'humain et le divin.

Jamais il n'aurait pu imaginer vivre tous ces événements dans le présent comme acteur et spectateur.

Chapitre 1

Avant d'aborder l'incroyable, je veux vous remercier d'avoir ce livre entre vos mains. Celui-ci n'est pas seulement une écriture, mais la rencontre inattendue de deux êtres, moi, le conteur, et vous, le lecteur. Il est important qu'il y ait un vrai partage entre nous par vos prises de conscience, vos réflexions, vos réactions sur la véracité de ce vécu insoupçonné.

Imaginez que nous sommes assis l'un à côté de l'autre et que je vous dise « J'ai une histoire incroyable à vous raconter ». Ah bon ! Laquelle ? Je vais vous la conter.

C'est une belle histoire que je nommerais aventure, jamais je n'aurais cru vivre cette aventure ni imaginer que cela puisse exister.

Aujourd'hui à la veille de mes 70 ans, j'ai besoin de faire savoir ce qui m'est arrivé. Ne pas le dire serait de l'égoïsme vis-à-vis des autres, c'est rempli de richesse, de puissance, de vérité, d'inattendu, d'incroyable, de capacité et d'espoir.

Bien souvent dans le courant de ma vie après leur avoir contés, les gens m'ont dit :

— Marcel, vous avez vécu tant d'événements extraordinaires, que vous devriez écrire sur ces sujets.

Au travers de cet ouvrage, c'est en partie chose faite.

Je ne cherche pas à me valoriser, je veux rester simple et sincère de vérité devant vous. Mon seul souhait c'est transmettre ce que j'étais capable de voir et de faire, je ne suis pas différent de vous, je ne suis qu'un humain.

Cette aventure, c'est comme si j'étais parti dans l'espace, je ne savais pas où j'allais, mais j'y allais, je ne savais ni ce qui allait se passer ni comment cela allait arriver.

Je n'ai pas eu besoin d'aller dans l'espace, ces découvertes je les ai eues devant moi, cette puissance était en moi, au travers et autour de moi.

Nous savons tous que la vie est un tourbillon de hauts et de bas, de joies, de souffrances, parfois d'inattendus, de bonheur, souvent d'incompréhension et de « pourquoi moi ? » !

J'ai vécu tout cela dans le cheminement de ma vie, c'est ce qui m'a amené à vivre l'incroyable.

Je suis né en l'an 1949 au siècle dernier, époque où tout était à inventer, la télévision, le réfrigérateur, le fer à vapeur, le chauffage central, le scoubidou, etc.

Quelques années avant, la guerre faisait rage, c'était l'horreur, la misère, les gens vivaient dans la peur. Au cours de cette période ou à la fin de la guerre, certains restaient sur leur lieu d'habitation, d'autres partaient vers des régions différentes pour se sauver ou pour construire une nouvelle vie. Mes parents, jeunes mariés, avec deux enfants quittèrent l'est de la France pour le Pas-de-Calais, mon père avec son diplôme de coiffure homme s'installa dans ce département.

Quatre ans après la guerre, le moment de ma naissance approchait, ma mère laissa mon père assumer son travail et décida d'aller dans l'est de la France accoucher chez mes grands-parents. Ils habitaient dans un petit village nommé Zimming, situé dans la région de la Lorraine en Moselle. Lieu où je vais naître, village comptant quelques maisons, sa mairie, son clocher et peu d'habitants. Il n'y avait pas de maternité.

Mon arrivée fut le 31 janvier vers 3 heures du matin, un mois, un jour, une nuit où il faisait très froid dehors, il y avait 1 à 2 mètres de neige. Dans ces années-là, les hivers dans le nord et dans l'est de la France étaient rudes, pas comme maintenant où le temps est plus clément. Le médecin accoucheur n'habitant pas sur place, mon grand-père prit son vélo dans la nuit, affrontant le froid, la neige, le verglas pour aller le chercher.

Ma mère commençait à perdre les eaux, le médecin tardait à arriver, moi je voulais venir, ça se compliquait, ma grand-mère prise de panique ne savait plus quoi faire. Avec courage et détermination, ma mère avec ses mains prit ses jambes, les écarta, en les ramenant de toutes ses forces vers elle, pour mieux pousser et m'extraire. Ouf !!! Ce fut laborieux. Quand le médecin arriva, j'étais là entre les jambes de ma mère, relié par le cordon ombilical. Le médecin fit le nécessaire et lui dit « Vous avez un beau bébé de 12 livres (6 kg) ».

La nature est surprenante, une petite bonne femme de 1 m 55 qui pesait à sa naissance 750 g met au monde un bébé de 6 kg. À sa naissance, on ne savait pas si elle allait vivre, on l'avait mise dans une boîte à chaussure remplie de coton, en guise de couveuse cette boîte fut déposée sur le rebord de la cheminée qui dégageait une bonne chaleur. Ce fut une femme solide qui est partie à 84 ans.

Neuf jours après ma naissance, je retournai avec elle rejoindre mon père dans le Pas-de-Calais, région des Chtimis. Depuis, je ne sais pas si je suis Lorrain et Ch'ti ou Ch'ti et Lorrain, ma mère de père yougoslave, de mère autrichienne, mon père Lorrain ; pour ne pas être dans la confusion, je suis heureux d'être Français.

J'ai gardé de beaux souvenirs de cette belle région de l'Est, la Lorraine et l'Alsace, j'y ai passé de belles vacances d'enfance dans ma famille.

Dès mon arrivée chez les Ch'tis, j'ai grandi dans ce pays minier. Les mineurs qu'on appelait les gueules noires avaient le visage noirci par le charbon quand ils remontaient du fond de la mine. Dans le paysage, il y avait des montagnes qu'on nommait les terrils, celles-ci étaient composées de résidus de charbon extraits des entrailles de la Terre. Les maisons se ressemblaient toutes avec leur jardin à l'arrière, leur façade de briquettes rouges, elles étaient alignées de chaque côté des rues qu'on appelait les corons.

La vie d'après-guerre était dure, vraiment difficile, mais les gens avaient le soleil en eux qu'ils n'avaient pas dehors, comme dit une chanson. Les Ch'tis, comme on les appelle encore aujourd'hui, sont chaleureux, conviviaux, leur langage patois du nord résonnait et résonne toujours comme une alliance « Ti tes d m'in coin » qui veut dire « tu es de mon coin ». J'aimais ces gens et ils m'aimaient, je pouvais rentrer chez eux, j'étais bien reçu, ce furent mes meilleurs moments, il y avait de la sincérité, de la simplicité, de l'amour, ils étaient vrais et courageux.

— MARCEL ANSTETT —

Au début, mon père exerçait son métier de coiffeur au fond d'un bistro, que le tavernier avait mis à sa disposition. Les mineurs de fond qui venaient boire avant et après leur dur labeur en profitaient pour se faire raser la barbe ou couper les cheveux. Dans cette ambiance ouvrière, c'est à celui qui racontait sa petite histoire, pendant ce temps mon père développait sa clientèle. Mes parents avaient loué au tavernier un petit appartement à l'étage, ils étaient jeunes, n'avaient pas beaucoup de moyens pour se meubler. Ma mère, pour ranger tout le nécessaire du foyer, avait empilé des caisses en bois fermées d'un rideau pour l'esthétique.

Quelque temps après, ils s'installèrent un peu plus loin dans une maison de village, la seule pièce qui donnait sur la rue faisait office de salon de coiffure. La famille avait grandi, dans le foyer nous étions six, mes parents et quatre enfants, trois garçons, dont moi, le troisième et la dernière, la fille, qu'on appelait « la petite » parce que debout elle passait droite sous la table. Pour améliorer la situation financière de la famille, ma mère avait commencé ses études de coiffure pour dames ; études qu'elle a réussies et diplôme qu'elle a obtenu avec succès. Mes parents se sont mis ensemble dans la même pièce pour exercer leur métier, la clientèle grandissait, ils n'étaient pas toujours disponibles pour nous.

Dans ce village de Drocourt, il y avait l'école des garçons et celle des filles bien éloignée, on ne pouvait pas se voir, à l'époque l'école mixte n'existait pas. Dès la sortie des classes, nous allions vite voir les filles sortir de leur école, les institutrices ou les parents nous empêchaient de les approcher, malgré cela nous échangions de loin des gestes et des regards de tendresses avec l'impatience de se revoir le lendemain.

C'était l'époque du tablier, du plumier, des godillots (chaussures), une paire par an, les vêtements du dimanche qui devenaient par la suite ceux de la semaine, les marques, on ne connaissait pas. Dans la maison, le feu à charbon marchait bon train, c'était la seule source de chaleur, tout se passait dans la cuisine. Les repas avec le beurre et les produits frais que nous remontions de la cave, les fers posés sur le feu pour le repassage, l'eau qui chauffait dans le chaudron pour le bain que nous prenions le soir dans une bassine en zinc. Sur un coin de la table, nous apprenions nos leçons et faisions nos devoirs scolaires.

Quand nous rentrions du dehors les pieds gelés par le froid et la neige, nous les mettions sur la porte ouverte du four pour les réchauffer, ainsi que les chaussures et les chaussettes pour les sécher. Il y avait une bonne ambiance de vapeur qu'il fallait évacuer en ouvrant la porte extérieure.

Le soir, ma mère, avec les fers à repasser, chauffait les draps pour que nous puissions rentrer dans un lit bien chaud. Recouverts d'un gros édredon jusqu'au bout du nez, nous n'osions pas bouger jusqu'au matin de peur d'avoir froid, sur les vitres de la chambre, il y avait du givre.

Dans la journée nos scoubidous à nous c'était de la ficelle, des bouts de bois, des morceaux de cartons, des boutons de culottes, des boîtes d'allumettes en guise de petites voitures. Plus tard, beaucoup plus tard, nous eûmes les voitures miniatures, le train électrique, les jeux de construction. Nous attendions avec impatience notre anniversaire et la Noël pour avoir le seul jouet que nous souhaitions, celui-ci était souvent accompagné d'un vêtement neuf dont nous avions besoin.

Puis ce fut l'explosion des années 60 qu'on appelait les années de vaches grasses, la monnaie (le franc) était forte, l'économie florissante, nous pouvions facilement acheter en Belgique, en Hollande ou en Allemagne. Le modernisme se développait à tous les niveaux de confort, on mangeait à sa faim, tout était à notre portée.

Mes parents réussissaient dans leur métier, ils construisirent une des plus belles maisons avec tout le confort et la modernité. À l'arrière de celle-ci, un grand terrain qui faisait office de cour et de jardin, en façade deux beaux salons de coiffure, les clients venaient de partout, ce furent les années bonheur : quel bouleversement, on est passés de l'âge de pierre à l'ère moderne en peu de temps.

Tout s'est accéléré dans le pays, les années yéyé, la guitare électrique, les dancings, la pilule, la liberté de la femme, les couples en ménage, le divorce, la fusée sur la Lune, vite, trop vite, tout allait trop vite, on avait du mal à suivre.

Pendant toutes ces années, j'ai vécu une belle enfance et une belle adolescence, mon père a eu de belles voitures, on allait souvent en vacances à la mer, à la montagne, dans la famille, on ne manquait de rien.

Comme mes parents, j'ai passé mes diplômes de coiffure mixte – cela fut mon premier métier. J'étais aussi mélomane, je jouais de plusieurs instruments de musique, j'avais créé un orchestre, on se produisait dans des bals. J'avais en moi ce côté gai luron, comique, il fallait que je fasse rire tout le monde, je voulais voir les gens heureux. Enfant, quand je voyais un autre enfant pleurer, j'allais vers lui le consoler en lui donnant un bonbon, une vieille personne en difficulté, je l'aidais à porter ses sacs et à lui faire traverser la route. À l'école, quand le maître posait la question « Que voulez-vous faire plus tard ? », je disais « clown ». Je me révoltais contre l'injustice, la méchanceté et la violence. Je peux dire que j'ai eu de la chance d'avoir eu de bons parents, ils m'ont donné beaucoup d'amour, une bonne éducation, de vraies valeurs humaines et spirituelles.

À 20 ans, je rentrai dans ma vie d'adulte pour assumer mon futur, j'ai d'abord fait mon service militaire, là j'ai compris que tout le monde n'est pas beau et gentil, il fallait marcher droit, dans le cas contraire on était bon pour le gnouf (la prison) ou les corvées ou exempté de permission pour aller voir sa famille.

L'armée n'est pas une plaisanterie, notre nom ne voulait plus rien dire, on était un matricule, on appartenait à la Nation, celle-ci avait le droit à un certain pourcentage de perte d'hommes. Dans le commandement, il y avait ceux qui aboyaient, mais qui ne mordaient pas et ceux qui n'aboyaient pas, mais qui mordaient (punissaient).

Il y avait aussi des ordres fantaisistes tels qu'« Il est interdit d'utiliser les postes radio à piles dans les chambres, ça use du courant ». Boutade !!! L'armée formait les hommes, j'en ai gardé un bon souvenir.

Quand je suis rentré de mon service militaire, j'allais sur mes 21 ans, l'âge de la majorité de l'époque, je ne savais pas tout, j'avais un métier dans les mains et de la maturité pour construire mon avenir.

Ayant eu l'exemple de mes parents, je voulais reproduire le même schéma parental, fonder une vraie famille, un couple uni jusqu'au bout de la vie, rendre les miens heureux avec une vie professionnelle réussie, j'avais, depuis mon enfance, acquis tout cela, malheureusement ce fut le contraire.

Du début, je suis rentré dans une spirale infernale, pendant des années, ma vie fut une galère remplie de souffrance et d'injustices. Je me battais de toutes mes forces pour pouvoir garder ou récupérer ce que je perdais, à défaut, je reconstruisais un autre futur pour redonner un sens à ma vie.

Les éléments devant et autour de moi m'échappaient, ces éléments affectifs, familiaux, professionnels, financiers et autres étaient ingérables. Je n'avais pas les bonnes personnes en face de moi, je croyais en leur sincérité, mais c'était faux, quand je pensais m'être reconstruit, je perdais tout à nouveau. Heureusement que dans ce marasme j'ai eu mes moments de bonheur, de joie, de satisfactions, mais malheureusement de courte durée.

Ce qui me reste aujourd'hui c'est la naissance de mes enfants et petits-enfants parce que ça, c'est un acquis, ils sont la pérennité de la famille, quand je les vois réussir là où j'ai échoué, je suis heureux pour eux. Je dirais que la vie est un combat, il ne faut jamais baisser les bras parce que demain tout peut changer.

Je me rappelle, malgré tout ce que je pouvais faire et donner, je subissais le rejet, la méchanceté, la violence verbale, l'injustice, la jalousie, tout était fait pour me démolir et me faire perdre ma joie de vivre. Mais rien n'y a fait, je savais que ma vie était précieuse, je gardais, malgré vents et marées, toujours en moi cette joie de vivre, mes valeurs humaines et spirituelles, ce qui m'a permis de surmonter toutes les épreuves.

Il faut savoir analyser ce que l'on a subi pour comprendre pourquoi on l'a vécu, ne pas regarder que le côté négatif et sa propre douleur. Avec du recul, j'ai compris que ceux qui étaient face à moi étaient dans la souffrance (le mal-être) ou l'intérêt personnel. Je pense avoir été là pour leur faire prendre conscience du bonheur, mais à mon détriment, ils ne le voulaient pas, ils ne voulaient pas non plus le bonheur que je pouvais leur donner.

Aujourd'hui, je les plains, je ne voudrais pas être à leur place, il n'est pas facile de vivre avec une souffrance en soi et une mauvaise conscience ; quoi qu'ils fassent, ils ne seront jamais heureux. Ce qui est le plus difficile dans ces épreuves, c'est qu'après maints efforts infructueux, vous savez que la solution est de partir pour ne plus souffrir.

Depuis mon enfance, je sentais et ressentais en moi une force, une volonté, une grande foi divine qui m'aidait à rester le même, heureux de la vie, à garder mon équilibre et l'amour des autres. Ce parcours de vie m'a enrichi, je me sens grandi, je suis un homme heureux parce que j'ai compris. N'oublions pas que tout n'est pas parfait, que nous traversons tous l'école de la vie pour apprendre, faut-il encore que nous en retenions les leçons et que nous sachions où sont le bien et le mal.

Après bien des années, l'incroyable s'est produit et s'est imposé progressivement en moi. Si je vous ai brossé une partie de mon existence avant de vous parler de cet incroyable, c'est pour que vous sachiez que je suis un être humain comme tout le monde. J'ai vécu et je vis comme un Terrien avec ses joies, ses peines, ses hauts et ses bas, je n'ai pas toujours été gâté par la vie, j'ai aussi mes blessures et encore aujourd'hui la vie ne me fait pas toujours des cadeaux. Je ne suis pas différent des autres, du moins je le pensais, je marche, je mange, je parle comme toute personne, j'ai bien les pieds sur terre, la tête sur les épaules, je travaille, je fais la fête, l'amour et parfois le con.

Quand cet incroyable m'est arrivé, j'avais déjà quitté le nord de la France pour la Côte d'Azur, lieu de soleil, de ciel et de mer bleue, de palmiers symboles de cette méditerranée. J'en avais tellement entendu parler dans mon enfance que j'ai décidé d'y venir à l'âge de 27 ans.

Si aujourd'hui je veux dévoiler ce phénomène incroyable, c'est que nous sommes dans un monde moderne ouvert à tout, les tabous ne font plus partie de notre société, je trouve ça formidable : tout peut se savoir, se dire, se faire – que ça soit dans les recherches scientifique, culturelle, relationnelle, politique et spirituelle.

Cette liberté permet d'aller au-delà des connaissances humaines et terrestres, c'est la liberté de l'homme de s'exprimer dans ce qu'il est, ce qu'il vit, de s'épanouir lui-même et avec les autres pour créer un monde nouveau. Chacun d'entre nous apporte quelque chose à l'autre et le fruit de cet échange fait avancer le savoir. Il y aura toujours des opposants, des gens qui ne veulent pas entendre, ni croire, ni changer, parce qu'ils ne comprennent pas, ils ne maîtrisent pas, ils ont peur de l'inconnu et se rassurent dans ce qu'ils vivent. Je dirais que nous sommes tous des pionniers de la vie et que nous apportons notre pierre à l'édifice.

Sur cette Terre, il y a toujours eu des êtres surprenants, on s'est souvent posé la question « Comment font-ils cela ? » Comme Mozart ou d'autres encore aujourd'hui qui composent de la musique en bas âge sans l'avoir apprise, comme la fille de quatre ans qui peint de grandes œuvres sans connaître les beaux-arts, comme celui qui retient par cœur tout le dictionnaire et un autre tout l'annuaire téléphonique. Vous avez aussi celui qui arrive mentalement à faire tous les calculs imaginables à plusieurs chiffres, ou l'autre qui a en mémoire tout ce qu'il a fait chaque jour, chaque heure de sa vie. D'où viennent toutes ces facultés, tous ces pouvoirs, ces dons ? Ils ne les ont pas appris ni demandés : c'était en eux. Grande énigme de la vie.

Chapitre 2

L'INCROYABLE APPARITION

Un jour comme les autres, après une journée de travail, je suis rentré chez moi et me suis mis à l'aise. Étant divorcé, j'ai pris mon repas avec l'une de mes filles, Jessica, nous avons regardé la télévision, puis nous sommes allés chacun dans notre chambre nous coucher. Là, tout paraît normal, il est 23 heures, je m'endors.

À un moment de la nuit, l'INCROYABLE se produit ! Je ressens au travers de mes paupières fermées une forte luminosité, je pense que c'est la lumière du jour qui traverse le volet de la porte-fenêtre. Je me dis « Tiens, c'est déjà le matin ! » Je n'ai pas l'impression d'avoir beaucoup dormi, ce n'est pas normal.

Quand je me dis cela, je sens en moi un bien-être, une légèreté, voire un apaisement, j'ouvre tout doucement, dans mon sommeil, les paupières et je constate que je suis dans une lumière intense, non agressive, entourée de nuages blancs.

J'entends aussi des voix qui au fond de mes entrailles prononcent quelque chose que je ne saisis pas tout de suite, mes yeux aperçoivent progressivement un personnage en élévation, je suis stupéfait, je ne vois plus ma chambre ni mon lit, je suis en apesanteur. Je baigne dans une lumière et un amour que je ne peux pas expliquer, si puissant qu'il n'existe pas sur la Terre, j'ai l'impression d'être au paradis, pourtant je suis conscient de ce que je vois et de mon état, je ne ressens pas une once de peur, je suis rassuré et serein.

Ces voix du début résonnent de plus en plus fort dans tout mon corps, qu'est-ce qu'il m'arrive, je suis dans l'interrogation et l'émerveillement. Quand je découvre entièrement le personnage, je comprends ce que me disent les voix avec intensités : « C'est ton Dieu ! C'est ton Dieu ! C'est ton Dieu !!! » Je me sens envahi par un bonheur immense, un amour incommensurable, tellement puissant que mes bras s'ouvrent vers lui. Je ne pense plus à rien, je suis si heureux que je lui crie « PRENDS-MOI » ! Je reste figé à le regarder, les bras tendus pendant un moment, je suis aux anges.

Puis, majestueux devant moi, avec un regard rempli d'amour, il se dissipe progressivement dans les nuages lumineux. Les voix dans mon corps se taisent, doucement mes bras se replient, mes paupières deviennent lourdes, mes yeux se ferment, mon corps s'endort tendrement comme un enfant, je suis dans une béatitude inexplicable.

Le matin se fait jour, je me réveille, je suis surpris d'avoir encore en moi tout cet amour puissant que personne ne peut donner sur cette Terre, amour que j'ai gardé longtemps et que j'ai toujours. Je reste là sans bouger, me demandant si je n'ai pas rêvé, mais un rêve c'est flou, ça n'a ni queue ni tête, on ne retient que des bribes, on ne sait pas comment le raconter, un rêve, on l'oublie, on ne se rappelle plus les détails.

Au contraire, tout est clair en moi et tout est présent dans ma tête, encore aujourd'hui, après tant d'années, je n'ai rien oublié de ce que j'ai vécu cette nuit-là, de ce que j'ai vu, entendu et de cet amour d'une telle puissance divine.

Aujourd'hui, je trouve normal de vous l'annoncer, de le partager avec vous, cette histoire j'ai pu la raconter à quelques érudits, mais à personne d'autre pour ne pas choquer ou faire peur.

Le monde a évolué dans le savoir, les esprits se sont ouverts à tout ce qui est mystérieux, pour en comprendre l'origine et le fonctionnement. Alors il faut en parler, il faut dire la vérité, ne pas se voiler la face ; d'autres, dans d'autres expériences, ont eu le courage de raconter et d'écrire, tout le monde doit savoir tout ce qui existe même si on ne peut pas tout expliquer. Je suis content que la science, à ce jour, s'intéresse à ces phénomènes.

Il est vrai que pour le commun des mortels, il est difficile de croire à quelque chose qui n'est pas palpable, il faut le vivre pour savoir que ça existe. Ne pas le dévoiler, c'est laisser l'autre dans l'ignorance.

Non, je n'ai pas rêvé, de nature très terre-à-terre, je me suis posé des questions « Est-ce le film de la veille qui t'a influencé ? » Non, rien à voir avec cela. « Est-ce que tu as bu de l'alcool ? Non, ta boisson quotidienne c'est de l'eau. Tu n'as jamais fumé, tu n'as jamais pris de drogue, dans ta jeunesse, ça n'existait pas, et jusqu'à ce jour, ça ne t'intéresse pas. T'as peut-être fabulé ! Non, ce n'est pas ton genre et il faut être éveillé, est-ce ton imagination qui te joue des tours, ce n'est pas possible : tu dormais profondément, tu avais les idées claires. »

Je voulais absolument trouver la raison de cette apparition, je cherchais, je cherchais, je me posais mille questions, j'allais, je venais, je tournais dans tous les sens dans l'appartement. Au bout d'un moment, j'étais devant l'évidence : il est vraiment venu me voir ! Pourquoi ? Je ne savais pas, mais j'étais heureux d'avoir vécu ce moment de bonheur.

Perturbé par cet événement, il fallait que j'en parle à quelqu'un, j'ai décidé d'appeler mes parents pour leur raconter et avoir leur opinion. Dès qu'ils ont su, il y a eu un grand silence, ils ne comprenaient pas, ils ont été surpris par cette histoire, mais ne doutaient pas ; ma mère très croyante m'a dit :

— Les voix que tu as entendues, ça devait être tes anges.

Cette apparition me troublait, je ne savais pas quoi penser ni ce qu'il voulait me dire, je n'arrivais pas à définir ce message : « S'il est venu, c'est pour une raison, mais laquelle ? » Étant dans cette incompréhension, je voulais aller voir un religieux pour qu'il puisse éventuellement me donner une explication, mais lequel choisir ? Y en avait-il un qui serait prêt à croire à mon histoire ou allait-il me prendre pour un illuminé ? Je ne savais plus quoi faire ni vers qui aller, me trouvant seul avec cet événement en moi, je ne pouvais dire que merci d'être venu me voir, et de m'avoir donné ce merveilleux cadeau.

Puis la vie a repris son cours, boulot, dodo, les jours passaient dans le train-train quotidien, j'avais toujours cette sensation en moi, je faisais avec.

Quelques mois plus tard, deux dames que je connaissais me demandent pour des raisons de locomotion, si je voulais bien les amener à leur lieu de prières.

— Avec grand plaisir, je suis totalement disponible, je vais même participer à l'office pour me recueillir et vous ramener.

Nous sommes tous dans l'hémicycle à écouter le prêcheur, à entonner des chants, à un moment donné celui-ci nous dit :

— Nous allons prier et penser très fort aux gens malades pour les aider dans leur souffrance à guérir.

Là, de nouveau, il se passe une chose INCROYABLE, dans l'assemblée règne un silence total, tout le monde prie en pensant aux malades, je fais de même.

Quand soudain, je sens mes mains qui chauffent progressivement, je suis surpris. Elles chauffent de plus en plus, elles deviennent brûlantes, je me dis « Qu'est-ce qui m'arrive », ça devient insupportable. Il faut que je sorte pour les mettre sous l'eau froide ou sur une pierre. Je ne peux pas bouger, les gens autour de moi sont en prière, ils n'apprécieraient pas d'être dérangés, je patiente comme je peux.

Quelques instants après, la prière se termine. Comme par enchantement la chaleur de mes mains diminue d'intensité pour revenir à la température corporelle, ce qui me permet d'assister à la fin de l'office.

Dès que nous nous sommes retrouvés à l'extérieur, les deux dames, me voyant blême, expriment leurs inquiétudes :

— Tu ne te sens pas bien ?

— Si, si, je me sens bien, mais je suis fatigué en ce moment.

Je n'ai pas osé leur raconter ce qui s'était passé.

Seul dans ma voiture, après les avoir raccompagnées, je me sentais vidé, je n'avais plus d'énergie, je me suis arrêté sur le bas-côté pour récupérer. Ce phénomène m'intriguait, je ne comprenais pas pourquoi mes mains s'étaient mises à chauffer aussi fort.

Sain de corps et d'esprit, je me demandais ce qu'était cette manifestation dans ce lieu de prière. J'ai eu beau me poser toutes les questions, je ne comprenais pas, j'ai gardé en moi ce nouvel événement.

Les mois passèrent avec leurs lots de travail, de responsabilités, de plaisirs et autres. Un dimanche, je suis invité chez des amies pour un bon après-midi de soleil, le barbecue était bien garni, l'ambiance très conviviale, nous avions bien mangé et bien ri.

En fin de journée, assis dans une balancelle près d'une amie, celle-ci me fait savoir qu'elle a mal à la tête depuis le début de l'après-midi. Comme n'importe qui aurait pu le faire, je mets ma main sur son front pour voir si elle avait de la fièvre. Au bout de quelques minutes, je la retire en lui confirmant qu'elle n'a pas de fièvre, sur ce elle me répond :

— Quand tu as enlevé ta main, j'ai eu un soulagement et je n'ai plus mal.

— Tant mieux pour toi, lui dis-je, puis sans me poser de questions nous sommes partis rejoindre nos amis. La journée s'est terminée tard avec un beau coucher de soleil.

Le lendemain, la vie a repris son cours. Quelques mois plus tard, un nouvel après-midi amical se présente à moi. Grande paëlla, petit rosé bien frais accompagné d'une bonne musique d'ambiance, tout pour nous réjouir.

Dans la soirée, après avoir bien profité de cet après-midi, un ami se plaint d'une douleur dans le dos. Étant à ses côtés et volontaire, je lui propose de le masser.

Après mon intervention, il me remercie et me précise :

— Tu sais, je n'ai plus mal.

— Tant mieux pour toi, je suis content.

Je m'éloigne. Il me rappelle, et me pose cette question :

— Est-ce que tu as ressenti comment tes mains ont réagi ?

— Mes mains ! Qu'ont-elles mes mains ?

Tout en les regardant, il me dit qu'elles ont chauffé !

— J'ai senti une grande chaleur émaner de tes mains dans tout mon dos et certaines sensations se manifester.

Attentif à ce qu'il vient de me formuler, j'ai le déclic, je prends conscience de cette révélation et tout s'éclaircit.

Enfin, je comprends pourquoi l'APPARITION dans la nuit, la MANIFESTATION de mes mains à la prière, et la RÉVÉLATION de cet ami. Tous ces événements se sont produits pour me faire savoir que je détenais dans mes mains le pouvoir de soigner. Ce fut pour moi un grand soulagement, toutes mes interrogations étaient résolues, j'avais la réponse au pourquoi de sa venue, j'étais fou de joie.

Je ne me suis jamais intéressé à ce genre de pratique ni à ceux qui les pratiquaient, j'allais plus facilement chez le médecin que vers les médecines parallèles, je savais que ça existait, mais loin de moi cette idée.

Au fond de moi, j'étais joyeux comme un enfant qui avait un nouveau jouet, mais un jouet inconnu, mystérieux, je me demandais comment ça marchait.

Pour savoir si mes mains avaient une capacité de soigner, le lendemain, je suis allé voir mes parents qui avaient des douleurs aux jambes. Me connaissant blagueur, ils pensaient que c'était une plaisanterie. Dès que j'ai posé mes mains sur eux, ils ont été surpris de la chaleur qu'elles dégageaient.

— Qu'est-ce qui t'arrive ? me disent-ils.

— J'ai eu la réponse de l'apparition, je crois que c'est du magnétisme.

Étant dans l'ignorance et l'inconnu de la pratique, l'INCROYABLE se manifesta à nouveau. En posant mes mains sur leurs douleurs, tout en fermant les yeux pour me concentrer, soudain, j'entends qu'on me parle dans la tête. On m'explique exactement ce qui se passe, quelle action font mes mains, que vont ressentir mes parents pendant la séance, comment le magnétisme va continuer à agir les jours suivants, et les différentes réactions que mes parents pourraient avoir.

À la fin de mon intervention, je leur répète exactement tout ce que j'ai entendu. Ils n'en croient pas leurs oreilles, moi non plus. C'est inimaginable, incroyable, comment est-ce possible que des voix s'imposent dans mon mental pour m'initier, je m'interroge « Mais d'où viennent-elles, qui me parle ? » Grand Mystère.

J'ai demandé à mes parents de m'appeler le lendemain ou le surlendemain, pour me tenir au courant de leurs douleurs et me confirmer si mon intervention avait réussi. Le lendemain, j'ai eu leur appel disant qu'ils n'avaient plus mal et qu'ils avaient eu les réactions que je leur avais expliquées, j'étais surpris du résultat, mais content d'apprendre cette bonne nouvelle.

Assis dans mon fauteuil, je faisais le vide dans ma tête en prenant du recul sur ce cadeau divin. Je m'interrogeais « Pourquoi moi ? Qu'ai-je fait pour le mériter ? Pourquoi me donne-t-on ce pouvoir ? Je ne suis pas mieux que les autres, il y en a des meilleurs que moi, je ne suis qu'un humain avec ses qualités et ses défauts ».

Il est vrai que j'ai toujours eu une très grande foi en lui, mais je n'ai jamais été un fervent pratiquant. Une chose que je sais, s'il était près de moi et qu'il me dît « Viens », je partirais tout de suite.

Il m'est revenu en mémoire qu'enfant, dans la cour de récréation avec le froid, la neige, le verglas, j'avais toujours trop chaud dans mes gants. Je les enlevais pour les prêter à des copains qui n'en avaient pas. Pour moi cette chaleur dans les mains était normale, c'est pourquoi je n'ai pas saisi tout de suite ce que l'on voulait me faire comprendre.

Je me rappelle aussi, quand j'étais adolescent, avec mon premier amour, une petite brunette toute frêle, celle-ci avait une rage de dents insupportable. C'était un dimanche, nous étions au cinéma, assis dans nos fauteuils face à l'écran, je lui ai mis avec tendresse et amour ma main sur sa joue pendant le film. Avant que celui-ci se termine, elle me dit :

— Tu sais, je ne souffre plus de ma dent, tu peux enlever ta main.

Heureux tous les deux, on s'est embrassés.

J'étais enthousiasmé d'avoir compris son message et de découvrir pourquoi il était venu me voir cette nuit-là. Ces différentes manifestations m'avaient troublé au quotidien, j'avais essayé de résoudre ces énigmes, rien n'y faisait. Dieu nous donne des indices, à nous de comprendre ou de trouver (ce n'est pas facile), parfois il manque un morceau de puzzle, il faut attendre qu'il arrive.

Ce qui m'a impressionné, ce sont les voix qui se sont imposées dans ma tête à mon insu, je me demandais comment c'était possible. Plus jeune, j'avais du mal à imaginer que Jeanne d'Arc pouvait entendre des voix, aujourd'hui c'est moi qui les entends.

Je me suis posé et je me pose toujours la question « Par quel moyen peut-il ou peuvent-ils communiquer avec moi, et rentrer dans mon mental ? » Dieu seul le sait.

Finalement, j'ai compris que je ne suis pas seul avec moi-même, il y a moi, lui et les autres là-haut. Toutes les technologies d'aujourd'hui ne peuvent pas rivaliser avec ce moyen de communication, serait-ce de la télépathie, je ne sais pas, dans notre jargon on dit qu'on est branché.

Avec mes parents, nous avons cherché dans la famille et dans les générations passées si quelqu'un avait eu ce don, nous n'avons pas trouvé, j'aurais aimé avoir près de moi un membre de la famille pour m'accompagner dans la pratique.

Au début, j'étais très impressionné de voir de quoi j'étais capable, mais également tiraillé par un sentiment de bonheur et de peur, « Est-ce que ce que je fais est bien, l'utilisation de ce pouvoir va-t-elle dans le bon sens ? »

Pour avoir une certitude, je suis allé chercher dans l'annuaire les numéros de téléphone de magnétiseurs très connus en France, je leur ai raconté mon histoire, mes craintes, que je ne savais pas quoi penser.

Leurs réponses ont été identiques et simples :

— Nous sommes passés par là, ne te pose aucune question, laisse-toi guider, n'ouvre aucun livre de médecine, tu ne dois pas rentrer dans la théorie médicale, laisse ça aux médecins, il faut que tu restes pur, sur tes instincts et fais confiance à tes guides.

Rassuré, j'ai mis en application ce qu'ils m'ont conseillé, il est vrai dans les débuts chaque fois que je me mettais au travail, on m'initiait dans la tête, j'étais acteur et spectateur, on me faisait ressentir où poser les mains.

Un jour, j'ai voulu savoir si je ne fabulais pas, j'ai mis volontairement ma main à un autre endroit du corps, aussitôt il s'est produit une douleur violente dans mon bras, j'avais l'impression que quelqu'un le tirait pour ramener ma main sur l'organe souffrant, j'ai voulu résister, mais c'était impossible, trop douloureux, il a fallu que je cède. À ce moment-là, j'ai su que je ne fabulais pas, que j'étais guidé, depuis, j'ai laissé mes mains agir là où il le fallait.

Celles-ci chauffaient de différentes intensités selon l'importance de la pathologie et le niveau de douleur, elles s'atténuaient quand elles avaient suffisamment travaillé, ces actions puisaient mon énergie.

Je me rappelle dans les débuts d'être intervenu sur une personne, qui avait depuis quelques années des règles extrêmement douloureuses, nauséabondes, avec un sang très noir. Elle était suivie par le centre hospitalier pour des risques éventuels de cancer. Quand elle s'est présentée devant moi, pour une raison inexpliquée et incontrôlable, je me suis jeté sur elle en appliquant mes mains sur tout son corps, avec de fortes pressions. Les personnes présentes étaient étonnées de ma réaction.

À la fin de la séance, elle était anéantie et moi épuisé, vidé, mon cœur battait la chamade, je ne pouvais plus prononcer un mot, il m'a fallu trois quarts d'heure pour me remettre. Avant de partir, je lui ai demandé de me rappeler le mois suivant après son cycle menstruel et les analyses de sang.

Ce qu'elle fit et elle m'annonça qu'elle avait eu des règles normales, sans douleur, sans odeur, le sang était clair, limpide ; les médecins n'en revenaient pas de voir des analyses aussi parfaites sur un mois, ils ne comprenaient pas ce changement soudain. Je n'avais plus à intervenir, j'étais heureux pour elle.

Ne me demandez pas comment cela a pu se faire, moi-même j'étais surpris du résultat. Qu'est-ce qui s'est passé dans son corps, par quelle alchimie physique, mystère ! Ce que j'ai compris c'est qu'il y avait une force en moi et dans mes mains, elle venait d'où, je n'en sais rien, certainement de ceux qui m'initiaient.

Après cette action violente et incontrôlable qu'ils m'ont imposée, et l'état dans lequel j'étais, je me suis dit « Attention ! Il va falloir que tu contrôles tes interventions, en dissociant ton corps de ta pratique pour préserver ton organisme ». C'est ce que j'ai pu arriver à faire mentalement lors des interventions suivantes, ce qui m'a permis de mieux gérer mes actions jusqu'à ce jour.

Grâce à cela, je peux être deux personnes, celle qui travaille avec ses mains, et celle qui peut regarder et parler avec les autres. Une partie de mon cerveau est disponible pour la conversation, pendant que la deuxième partie reste attentive au travail que font mes mains.

On m'a souvent dit :

— Comment faites-vous pour parler et agir en même temps, on ne voit pas ça chez d'autres magnétiseurs.

Quand il est nécessaire de me concentrer beaucoup plus ou agir avec plus de force ou de précision, je me vois obligé de fermer les yeux et d'être dans un silence total.

Puisqu'on est dans l'année docte, je vais vous raconter une autre expérience.

Un jour, je me présente chez une personne mariée avec enfants, elle me fait part de son souci. Depuis quelques années, elle est suivie par un professeur tous les deux ou trois mois pour son foie. Le professeur n'était pas rassuré et il avait bien raison, les analyses démontraient une possible dégénérescence avec risque de cancer. Elle me demande :

— Est-ce que vous pouvez faire quelque chose pour moi ?

Dans les débuts, toute nouvelle pathologie était une nouvelle expérience, il fallait bien que je sache de quoi j'étais capable.

— Je ne peux rien vous promettre, nous verrons à la fin des séances.

Je suis intervenu régulièrement sur son foie avant ses analyses suivantes, pendant plus de deux mois.

Quand je suis revenu pour connaître les résultats, elle m'a presque sauté au cou, puis m'a raconté l'entretien qu'elle avait eu avec le professeur.

— Dès que je suis rentrée dans son cabinet, il me pose cette question : « Comment vous vous sentez ? » Étonnée de sa demande, je lui réponds « Les analyses sont dramatiques ? » « Non, madame ! C'est le contraire, vous n'avez plus rien. » Effarée, je le regarde avec de grands yeux « Je n'y crois pas ! Vous êtes sûr, docteur ? » « Oui, madame. » « J'aimerais comprendre ! Qu'avez-vous fait ou pris, avez-vous vu quelqu'un d'autre, dites-le-moi, le traitement que je vous prescris ne peut pas donner un tel résultat, il faudrait des années, et encore, c'était surtout pour stabiliser votre foie, je vous en supplie, expliquez-moi. » Je n'ai pas osé dire que j'avais vu un magnétiseur, je l'ai laissé sans réponses prétextant que c'était grâce à ses bons soins. Lui ne l'entendait pas de cette oreille.

Deux jours plus tard, son médecin traitant et ami d'enfance sonne à sa porte.

— Que fais-tu là ? lui dit-elle. Je ne t'ai pas appelé et personne n'est malade.

— Je sais ! Mais ton professeur s'arrache les cheveux parce qu'il veut comprendre, tu peux m'expliquer ?

— À toi, oui, j'ai vu un magnétiseur.

Rassuré par la réponse, mais désorienté par le résultat, son ami médecin partit l'annoncer au professeur.

À la suite de ce nouvel événement, je ne me reconnaissais plus, j'étais dans un enchantement de pouvoir soigner de telles pathologies. Je prenais de plus en plus conscience de la puissance que j'avais dans les mains. Comment font mes guides pour me donner une telle capacité ? Avec le temps, je ne me posais plus de questions, j'écoutais, je laissais faire, j'étais acteur et spectateur de ce que je faisais, des résultats obtenus, du bonheur des gens, j'étais dans un rêve éveillé.

Dans toutes ces actions, il faut que je vous apporte une précision. Fort de mon expérience et de mes résultats – dont je ne peux expliquer les raisons de la réussite –, ne dites pas que la médecine n'est pas à la hauteur, au contraire, il y a longtemps qu'elle a fait ses preuves. Il faut savoir dans toute médecine qu'il y a des causes collatérales, qu'on ne peut pas toujours gérer. Personnellement, je respecte le corps médical, qui sauve tous les jours des milliers de gens, et la constante évolution de la médecine conventionnelle.

Je pense aussi que les médecines parallèles peuvent être complémentaires à la médecine conventionnelle dans la mesure où elles sont en accord. Cette complémentarité peut apporter un plus aux patients, pour soulager et soigner leurs souffrances, c'est la liberté de chacun.

Notre devoir c'est de dire aux patients de ne pas jouer avec leur santé, en ne négligeant pas la médecine conventionnelle.

Dès le début, il y a plus de trente ans en arrière, je rentrais dans les hôpitaux à la demande des malades avec l'accord de certains services. À l'époque, cette pratique du magnétisme n'était pas encore démocratisée comme aujourd'hui, je pénétrais à pas feutrés dans ces lieux dans le respect des médecins et de leur diagnostic. J'avais devant moi des gens intelligents, qui comprenaient les douleurs de leurs patients et leur souhait de ne plus vouloir souffrir. Mon comportement professionnel à l'égard de la médecine m'a ensuite permis d'intervenir sur des personnes du corps médical.

Il faut savoir que les médecines douces et le magnétisme étaient à l'origine, Dieu avait déjà donné à certains ces connaissances et ces capacités – une référence son fils, Jésus, les historiens sauront mieux raconter cela que moi.

Il a su avec le temps éveiller la curiosité et la faculté scientifique d'autres hommes ; hommes qui ont voulu connaître le fonctionnement humain et qui nous ont amenés à la médecine d'aujourd'hui. N'ignorons pas ce que la vie nous a donné comme capacités pour le bien de tous, un seul homme et une seule pratique ne peuvent pas tout faire.

Hier, on ne voulait pas entendre parler de l'hypnose, aujourd'hui on opère sous hypnose. Les plantes ont toujours soigné dans le monde entier, aujourd'hui encore des experts vont chercher le secret des plantes et des formules auprès de sorciers de tribus ancestrales.

Depuis toujours, avec leurs mains, les rebouteux ont su par instinct rétablir le fonctionnement du squelette humain, aujourd'hui on les appelle des ostéopathes.

Avant que je ne pratique, les magnétiseurs se faisaient appeler guérisseurs, ce qui a valu pour certains des poursuites judiciaires pour atteinte à la liberté de la médecine. Dans la déontologie médicale, il est défini qu'on soigne, mais qu'on ne guérit pas, parce que la maladie peut revenir, c'est une évidence. Le mot magnétiseur était plus approprié à notre pratique.

Hier, nous étions ignorés, mais grâce à l'évolution et à la démocratisation de la médecine, aujourd'hui, nous sommes acceptés, voire tolérés. Certains hôpitaux ont leur magnétiseur ou font appel aux magnétiseurs pour des cas particuliers. Bien sûr pas n'importe lesquels, comme dans toute profession, il y a des bons et des mauvais.

Pour le magnétiseur, il y a encore du chemin à parcourir pour être reconnu, faisons confiance à la vie et à la compréhension humaine.

Je me rappelle, un jour, je voulais ouvrir un cabinet dans un centre médical, l'un des médecins était partant pour me louer une partie de ses locaux. Par précaution, je lui ai suggéré d'écrire à l'Ordre des médecins pour avoir leur accord, et ne pas être en porte-à-faux avec leur déontologie.

Il a été surpris de ma demande, mais aussi de leur réponse qui disait *Cher confrère, nous ne voyons pas d'inconvénient au fait que vous preniez ce locataire, à condition qu'il puisse produire ses diplômes*. Nous sommes partis dans une franche rigolade sachant qu'il n'existe aucun diplôme ni aucune école reconnue pour ce ou ces dons divins.

— Alors que faisons-nous ? me demanda-t-il.

— Je vais écrire au Bon Dieu pour qu'il me les envoie.

Après une bonne poignée de main, nous avons pris ce courrier avec beaucoup d'humour.

Il y a plus de 30 ans, ce n'était pas facile, nous étions les hommes de l'ombre, avec beaucoup d'humilité. Depuis toujours, le magnétisme, source de divinité, a joué un grand rôle sur les souffrances, dans notre monde moderne, cette pratique devrait être dans l'action avec la médecine et ne pas rester en marge.

J'ai continué de rencontrer, dans mes déplacements, les personnes qui avaient entendu parler de moi par le bouche-à-oreille. Au début, j'ai commencé ma pratique dans mon entourage, ils me connaissaient et m'appelaient par mon prénom, ils transmettaient mon savoir-faire à leurs connaissances en leur disant :

— Appelez notre ami Marcel.

D'année en année, ça s'est perpétué pour devenir avec le temps M. Marcel, ce que je considérais comme une appellation très amicale. Je n'ai jamais pu imposer mon nom de famille, même quand ils le connaissaient, ils préféraient m'appeler par mon prénom – on me connaît comme M. Marcel, autrement on ne me connaît pas, raison du titre de mon livre.

Une infirmière m'appelle pour que j'intervienne sur les kystes qu'elle avait aux ovaires. Ça faisait un an qu'elle était suivie médicalement, elle ne supportait plus les examens, dernièrement on lui avait fait savoir qu'il n'y avait pas d'amélioration et qu'il fallait opérer – intervention qu'elle voulait éviter. Je l'ai avertie qu'une éventuelle opération pourrait s'avérer nécessaire si sa santé s'aggravait pendant les soins. Je suis intervenu sur ses kystes pendant 3 mois, à l'examen suivant il n'y avait plus de kystes. Connaissant la gravité de son état, les médecins n'en revenaient pas.

Une autre infirmière souffrait de céphalées depuis 17 ans, le professeur dans son service ne savait plus quoi faire. Je suis intervenue sur ses cervicales et ses lombaires : en trois séances, on n'en parlait plus, le professeur lui a exprimé sa pensée :

— Ce qui compte, c'est le résultat.

Sage personnage.

Il y a eu cette résidente sur Villefranche-sur-Mer qui souffrait de candida (champignons) à l'estomac et aux intestins depuis des années. Elle était toujours dans un état de grand malaise ; les traitements n'y faisant rien, elle décida de me rencontrer. Après ses explications, je lui ai fait plusieurs séances, à la fin de celles-ci, les examens ont révélé qu'il n'y avait plus de microbes. Cette femme a pu retrouver un bien-être quotidien.

Il y a aussi cette Dame qui avait un zona. Je me trouve face au grand portail d'une belle propriété, comme celles qui existent sur la Côte d'Azur, où j'avais l'habitude de rentrer, comme sur les bateaux de luxe ou dans les palaces. Pour moi, les individus étaient des personnes souffrantes, je ne faisais pas de distinction, leur rang social ou leur richesse ne m'intéressait pas. Mon but était de les soigner, la dernière personne en date est un acteur français très connu et aimé des Français, je ne dévoilerai pas son nom, par pure discrétion. Dès le début, je me suis imposé le secret professionnel, quand je parlais d'une intervention, ceux qui m'écoutaient ne savaient pas qui était la personne concernée.

Quand je dis sans distinction, c'est faire abstraction du rang social, professionnel, intellectuel, nationalités, des religions des personnes malades, ma seule préoccupation est d'intervenir sur leur souffrance.

Revenons à cette Dame, le major d'homme, qui était aussi le chauffeur, me reçoit, il était accompagné de sa femme, la gouvernante. Tous deux me présentent à cette personne, celle-ci m'explique son problème de zona qu'elle a depuis son arrivée sur la Côte.

Je lui demande :

— Avez-vous vu un médecin ?

— Non, j'ai téléphoné à mon médecin de famille dans mon pays, il a insisté pour que je trouve impérativement un magnétiseur, pour lui c'est la meilleure solution.

J'étais connu, le major d'homme a pu s'approprier dans la commune mon numéro de téléphone. J'étais surpris de l'attitude de ce médecin d'avoir conseillé à sa patiente de se diriger vers un magnétiseur, à l'époque, en France, le corps médical n'avait pas ce genre de démarche envers nous.

Le contact qu'avait le personnel de maison envers elle m'interpellait, il se présentait à elle en lui disant, Mon Altesse, Son Altesse. Je ne savais plus comment la nommer. Qui pouvait bien être cette personne d'un certain âge ? Après ma séance, je quitte cette Dame en lui fixant un autre rendez-vous.

Raccompagné par le major d'homme, je me permets de lui poser la question, il m'apprend que c'est une princesse de la principauté du Liechtenstein. J'étais agréablement surpris, vous comprenez pourquoi j'ai mis un D majuscule à dame. Puis je suis parti.

En cours de chemin, je pensais à l'insistance de ce médecin pour l'intervention d'un magnétiseur, ce qui m'a fait prendre conscience des différentes sensibilités médicales qu'il pouvait y avoir d'un pays à un autre. La confiance s'installa en moi, en gardant espoir pour l'avenir, la preuve : aujourd'hui, ça s'est bien amélioré.

Avec le temps, c'était devenu une routine, je me mettais à l'épreuve pour toute pathologie, j'avais la maîtrise de mes capacités de magnétiseur, mon bonheur était de voir les gens heureux de ne plus souffrir et reprendre leur activité. C'était à celui ou à celle qui m'offrait en reconnaissance, un fromage de région, une bonne bouteille du terroir, un gâteau fait maison, des chocolats, etc.

Un monsieur et son épouse m'avaient appelé. Quand je suis arrivé chez eux, celui-ci était devant moi avec ses béquilles, il posait difficilement son pied par terre. Retraité de la SNCF, très dynamique faisant partie d'associations, il se trouvait depuis de longs mois en souffrance, handicapé, sans rien pouvoir faire, il déprimait. Il avait tout essayé, dépourvu d'une autre solution, il me fit venir.

La première chose qu'il me dit :

— Sachez, monsieur, que je ne crois pas du tout à ce que vous faites, malheureusement je n'ai pas le choix, il faut que j'arrive à me sortir de ces douleurs et à retrouver mon autonomie. Pensez-vous vraiment pouvoir faire quelque chose pour moi ?

Sa remarque avait de quoi me déstabiliser, mais ça ne fut pas le cas.

Je lui rétorquai :

— Je ne vous demande pas de croire à mes capacités, je vais simplement intervenir sur vos douleurs et votre handicap, il faudra un peu de patience, à terme c'est vous qui jugerez de mon efficacité ou pas.

À la fin des séances, il était remis sur pieds avec toute sa vivacité, il n'en revenait pas. Sa réponse fut de me dire :

— Merci du fond du cœur, vous êtes mon sauveur, mais je n'y crois toujours pas : il doit y avoir un truc.

À ses yeux, j'étais un magicien, j'en ris encore aujourd'hui. Il a été pour moi un bon ambassadeur.

Il y a eu aussi cette mamie qui souffrait des yeux :

— Je vais poser mes mains sur vos yeux, mais vous les laissez ouverts.

La séance terminée, je la regarde, elle était émue, émerveillée et sans voix.

— Vous allez bien, madame ?

— Oui, mais c'est extraordinaire, pendant la séance vos mains étaient illuminées, je voyais au travers.

Étonné ! je regarde instinctivement mes mains pour voir si je voyais la même chose, malheureusement non, ni sa fille à mes côtés. Je comprenais son émoi.

J'en ai eu des personnes qui traînaient depuis des années ou de longs mois des problèmes de santé, je me suis souvent posé la question « quelle est cette alchimie qui se passe entre cette force magnétique et le corps humain pour que ces personnes ne souffrent plus ? »

Mon expérience me laisse penser que le magnétisme régénère les cellules déficientes fragilisées par la maladie, et réduit l'inflammation environnante. Ce qui permet à l'organe de retrouver ses autodéfenses pour mieux combattre la pathologie et se rétablir.

Lorsqu'un patient est en cours de traitement médical, il se peut que l'organe déficient trop affaibli puisse ne pas profiter de la médication.

Je demandais au patient de ne pas arrêter son traitement, en lui précisant :

— Seul votre médecin peut prendre cette décision, personnellement je ne suis pas habilité à vous le faire interrompre. Si vous n'avez aucun résultat avec ou sans votre traitement, alors autant le continuer, attendez que le magnétisme fasse son effet pour que les autodéfenses puissent de nouveau être combatives, et éventuellement puiser dans la médication pour aboutir à un résultat.

Mon expérience m'a amené à ces conclusions en attendant qu'elles soient fondées scientifiquement. J'espère que dans ma deuxième tranche de vie, je pourrai participer avec la science à ces recherches. Je serais curieux de savoir ce qui se passe dans le corps pendant et après mon intervention, ceci pourrait apporter aux chercheurs d'autres informations ou orientations.

Chapitre 3

L'INCROYABLE VISION

J'étais tranquille chez moi à m'occuper de certaines obligations tout en profitant de la journée, quand soudain sans m'avertir, on me parle dans la tête, ce messager me dit « Tu verras dans le corps humain ! » Je reste perplexe sans bouger, dans la réflexion « As-tu bien entendu... » Qu'est-ce que c'est que cette hérésie ? J'ai dû mal comprendre. En plus, ce n'est pas comme le téléphone, on ne peut pas rappeler pour confirmer.

Je me répète plusieurs fois le message « Voir dans le corps ». Comment voir dans le corps ? Personne ne peut voir avec ses yeux dans un corps, c'est une plaisanterie, c'est impossible. Je trouve ce message tellement invraisemblable que je pars dans un fou rire, on me fait une blague ou je disjoncte, c'est irréalisable.

Au bout d'un moment, un doute m'envahit, je sens que le message était bien imprégné, je sais qu'ils ne sont pas du genre à dire n'importe quoi. Devant cette énigme, comme au début, je mets cette information de côté en me disant « Tu verras plus tard si ça se réalise, laisse faire, ça sera "peut-être bien que oui, peut-être bien que non" ».

Au fond de moi, j'ai cette conviction qu'ils peuvent être capables de l'irrationalité, s'ils disaient vrai ! L'angoisse s'installe en moi « Comment cela va-t-il se passer ? Dans combien de temps ? » J'appréhende, je suis devant l'inconnu, l'irréel.

Les jours passèrent, deux mois plus tard, je ne pense plus trop à ce message. Je me rends au chevet d'un monsieur, bloqué dans son lit par une forte sciatique. Comme d'habitude, j'appose mes mains en fermant les yeux pour me concentrer. À peine ai-je commencé que L'INCROYABLE arrive ! Je fais un bond en arrière, le monsieur est surpris par mon attitude :

— Que se passe-t-il ?

— Rien, rien, ne vous inquiétez pas, tout va bien.

Pour le rassurer, je reviens vers lui poser mes mains, mais je ne ferme pas les yeux ni ne me concentre sur la sciatique, l'apposition de mes mains suffisent pour agir. Je suis là, pensif, je venais de voir dans mes yeux fermés le tracé jaunâtre du nerf, je ne m'attendais pas à cette imagerie, raison du bond que j'ai fait. Ai-je bien vu ? Pour m'en persuader, je referme mes yeux et me concentre de nouveau pour être sûr de ce que j'ai vu.

Là, devant moi, comme suspendu dans l'espace, le nerf m'apparaît dans toute sa longueur, je reste calme, je prends le temps de regarder, je suis impressionné : quelle découverte ! Je suis son tracé de haut en bas, j'analyse son état et je découvre où il faut intervenir.

Pour moi, c'est un atout considérable pour mes futures interventions, on me met l'image de l'organe devant les yeux ou plus justement dans le mental qui me le projette. Ils n'avaient pas tort, je vois dans le corps, je dirais plutôt qu'ils me donnent la possibilité de voir dans le corps, par quel procédé, là, de nouveau je ne sais pas, je ne comprends pas. Quand je vous dis qu'ils sont surprenants et qu'il faut s'attendre à tout.

Mettez-vous à ma place, un chti (petit) humain comme moi – vu de l'espace, n'est qu'une poussière microscopique sur la Terre – à qui on donne la possibilité de soigner avec ses mains, de voir les organes malades dans le corps, il y a de quoi se poser mille questions et se dire « Je n'ai plus toute ma tête ». D'où viennent toutes ces possibilités, serait-ce de celui qui est venu me voir une nuit ?

N'empêche, même si on fait abstraction de sa venue, ce sont de sacrées découvertes. Il faut vivre ces phénomènes pour y croire, autrement on ne peut même pas se l'imaginer.

Je me rappelle dans mon enfance à l'école, l'un de mes instituteurs avait remarqué sur moi une réaction, il en avait parlé à mon père.

— Vous savez, avec votre fils c'est facile, je sais s'il a appris ses leçons ou pas, par l'émotion, au milieu de son front entre les arcades sourcilières, il apparaît un triangle rouge.

Souvent, je mettais ma main pour le cacher.

Aujourd'hui, je me pose la question, ne serait-ce pas le troisième œil, celui qui me permet de visualiser ???

Moi, qui à 14 ans ai commencé à apprendre le métier de coiffeur, je sais ce que c'est d'apprendre un métier et d'avoir ses diplômes. Les pouvoirs que j'ai n'ont rien à voir avec un métier, c'est une vocation, on me les a donnés, on les a éveillés en moi, les imposant, en m'initiant, en me parlant, en me faisant voir, je peux dire que je suis né avec ces dons.

Ils m'ont mis dans l'action et agissent au travers de moi, je suis leur canal et en harmonie avec eux je peux intervenir sur les souffrances. C'est « ouf » comme disent les jeunes d'aujourd'hui. Je ne suis pas dans l'espace, ça vient d'en haut, la puissance est en moi, autour de moi, je ne suis qu'un instrument à leur service. Dans l'action, je deviens acteur et spectateur de ce que je fais et de ce que je vois. Quelle aventure !

Bon ! Il faut que je me ressaisisse, revenons à cette incroyable nouvelle capacité. Cette expérience ne me suffit pas, c'est peut-être le fruit du hasard. Qui me prouve que cela se reproduira ? Je dois me mettre à l'épreuve pour en être convaincu. Je décide, qu'aux prochaines interventions, je demanderai aux personnes de ne rien me dire, que je trouverai moi-même le ou les problèmes de santé.

Ce que je fis les visites suivantes. Devinez qui avait les pétoches ? C'est moi, il fallait que ça marche, autrement c'était la honte et j'allais passer pour un charlatan. Intervenir sur ceux que je connaissais, ce n'était pas grave, je pouvais expliquer, ils étaient en confiance, mais les autres étaient dans une certaine appréhension, attentifs à ma personne et à ce que je faisais, je devais être crédible.

Une jeune maman me fait venir et m'explique que son fils de cinq ans est pris de convulsions à répétitions, on n'en trouve pas la cause.

— Ne m'en dites pas plus, je vais aller voir.

Elle me regarde bizarrement, intriguée « Il va aller voir ! Comment il va aller voir ? »

J'avais déjà fermé les yeux et je visualisais le corps de l'enfant. Après quelques minutes, je dis à la maman :

— Il a un œdème qui se forme au cerveau au sommet de la tête, en lui montrant l'endroit exact.

— Ah bon ! Ce n'est pas possible, il y a huit jours on lui a fait un électroencéphalogramme, on n'a rien vu.

Par acquit de conscience, je regarde de nouveau, puis je lui précise :

— Madame, j'ai la capacité de faire de la vision corporelle (terme que j'ai moi-même défini) et j'ai vu une veine qui enfle, c'est un œdème irrégulier. Je vous conseille de retourner lui faire passer un autre examen d'une durée plus longue et vous me rappelez.

À mon retour, elle me raconte l'entretien qu'elle a eu avec le spécialiste. Celui-ci n'était pas très content qu'un magnétiseur mette en doute ses résultats, mais sa surprise fut encore plus grande, quand au bout d'un moment, l'appareil constate à l'endroit que j'avais indiqué un œdème instable.

— Vous aviez raison, maintenant la médecine sait où agir pour que mon fils n'ait plus de convulsions.

Comme je l'avais décidé, j'interdisais à quiconque de m'informer sur sa maladie ou ses douleurs, je devais impérativement savoir si ma visualisation pouvait réellement déceler les pathologies dans le corps.

À chaque visite, je les avertissais que j'allais moi-même découvrir ce pour quoi ils m'avaient fait venir. Malgré leurs stupéfactions, je me lançais dans l'épreuve en leur demandant de s'allonger pour les visualiser de la tête au pied. Au bout de quelques instants, je décrivais tout ce que j'avais vu, la pathologie pour laquelle ils m'avaient fait venir, d'autres qu'ils connaissaient et celles pour lesquelles ils n'étaient pas au courant. Ces personnes ainsi que d'autres, éventuellement présentes, hallucinaient.

Lors d'une intervention sur un monsieur, j'énumère ses différents problèmes de santé, quand, soudain, je lui précise qu'à l'épaule il a une plaque métallique avec des vis situées à tels endroits. Surpris, les yeux hagards, il s'exclame :

— Mais comment faites-vous pour voir tout cela ?

— Ne me le demandez pas, monsieur, je ne le sais pas moi-même, on me le fait voir.

Quand je visualisais les symptômes physiques, organiques, sanguins des personnes, je leur demandais de ne pas seulement me croire sur parole, mais de faire des radios ou examens médicaux pour confirmer ce que je voyais.

C'était important pour moi d'avoir cette affirmation visuelle, pour ne pas induire les gens en erreur, et ne pas mettre en danger leur santé.

Avec le temps, ça s'est presque toujours confirmé, ça m'a rassuré dans la maîtrise de ce pouvoir et cela m'a permis de ne plus douter de ma visualisation.

Après mes expériences réussies, j'ai arrêté de visualiser systématiquement l'intégralité du corps. Je me concentre uniquement sur la partie malade et sa cause. Je sais que si on ne connaît pas la cause, on ne peut pas soigner la maladie. Il faut absolument la trouver pour intervenir sur elle, ma vision m'est d'un grand secours.

J'avais arrêté aussi pour une autre raison, certaines personnes avaient peur que je leur dévoile des problèmes de santé, et préféraient ne pas savoir. D'autres au contraire me le demandaient pour être rassurées sur leur état général, et pouvoir, si nécessaire, agir au plus vite auprès des services de santé. Malgré ce que je pouvais leur faire savoir sur leur état de santé, je leur conseillais d'aller consulter un médecin pour une double confirmation.

Quand les gens ont su, certains m'ont mis à l'épreuve en ne me disant rien, d'autres avaient déjà fait des examens et des radios, ils voulaient savoir si je disais vrai, si ce n'était pas le fruit du hasard, voire de la déduction. Alors que je me concentrais, ils étaient étonnés de la vision qui reflétait l'exactitude de leurs documents médicaux, parfois même un peu plus. Quand j'avais un doute, je leur demandais d'aller revoir le médecin pour lui expliquer cette incertitude.

Dans le courant de ma pratique, j'ai eu l'occasion de visualiser des personnes du corps médical, ils n'en revenaient pas, ils me disaient :

— Vous nous scannez.

— Oui, mais moi je coûte moins cher à la société.

Lors de mes interventions, je ne pouvais pas dire ni faire n'importe quoi à ces professionnels de la médecine, il fallait que je sois crédible pour ne pas être pris pour un rigolo.

Dans mes interventions, j'ai constaté que je pouvais voir et agir à distance sur les individus. Ce fut le cas d'une maman qui m'explique que sa fille résidant aux alentours de Toulon a des céphalées depuis longtemps. Que les scanners et les IRM qu'elle a faits ne dévoilent aucune anomalie.

— Est-ce que vous pouvez voir ce qui provoque les maux de tête de ma fille ? Avez-vous besoin de sa photo ?

— Non, je n'ai pas besoin de photo, je vais la visualiser pour trouver.

Au bout d'un moment, je l'informe qu'il y a une veine, située à l'avant du cou, qui gonfle et se comprime entre deux vertèbres cervicales.

— Je vais vous faire un croquis à remettre au spécialiste, vous lui direz que c'est moi qui vous ai donné cette information.

Quand j'ai revu la maman, j'appris que sa fille avait fait une radio spécifique qui avait dévoilé le gonflement veineux à l'endroit indiqué, et qu'elle subirait une intervention chirurgicale les jours prochains.

Ce fut aussi le cas d'un monsieur sur l'île de la Réunion, personne que j'avais rencontrée un an avant pendant mes vacances chez ma fille.

Celui-ci a eu un grave accident de moto, il fut hospitalisé avec plusieurs fractures à la jambe, on lui a mis des broches pour reconstituer l'ossature.

L'intervention s'est bien passée, quelques semaines plus tard j'apprends qu'il a attrapé un microbe virulent au sein de l'établissement, qu'aucun antibiotique n'arrive à combattre, on lui annonce qu'on va devoir l'amputer.

Ma fille me demande si je peux intervenir à distance. J'ai la personne au téléphone :

— Je ne vous promets rien, je vais faire mon possible, avertissez-moi des résultats médicaux pour éviter le pire.

Les médecins avaient programmé l'intervention dans les huit jours. Je me mis au travail immédiatement, les jours suivants il y avait déjà une amélioration, puis il n'était plus en danger, il n'a pas été amputé. Les médecins ont été étonnés de mon action et du résultat. Les vacances suivantes, j'ai eu le plaisir de le voir sur ses deux jambes.

J'avais et j'ai la faculté en fermant les yeux de voir devant moi n'importe quelle personne située à quelques kilomètres ou à des milliers de kilomètres, même celle au téléphone de toutes régions ou tout pays. On pourrait comparer cela à de la télétransportation. Ce qui me permettait et me permet de visualiser leur problème de santé ou psychologique malgré leur éloignement, pour moi elle n'était plus là où elle était, mais devant moi. Les personnes sur lesquelles j'intervenais avaient du mal à comprendre comment je pouvais décrire leurs symptômes ou leur mal-être et pouvoir intervenir de si loin.

Un monsieur au téléphone me remerciait de lui avoir enlevé sa phobie en une séance, cela faisait onze ans qu'il ne sortait plus de chez lui, il avait peur des autres et de la foule. Dans la conversation, il me fait savoir qu'un abcès à la gencive lui faisait très mal. Au bout d'un moment, je l'entends gémir :

— Oh ! J'ai senti une forte chaleur, l'abcès a éclaté, vous êtes intervenu sur moi !

— Oui ! Pendant que je vous écoutais, j'ai travaillé sur l'abcès.

Lors d'un dîner chez des amis, il y avait à table un kinésithérapeute qui était intrigué par ma pratique. Il se mit à parler de la douleur au poignet dont il n'arrivait pas à se libérer. Je le regardais tout en l'écoutant, il n'a pas eu le temps de dire où il avait mal que j'avais déjà posé mon doigt sur sa douleur. Il a exprimé une souffrance, puis me dit :

— Comment avez-vous pu savoir l'endroit ?

— Pendant que vous parliez, j'ai regardé et j'ai vu.

Il est resté sans voix, ça nous a valu un bon échange.

Avec le temps et la pratique, je n'étais plus obligé de fermer les yeux pour voir, pendant que les gens me parlaient, je les regardais tout en voyant leur problème de santé. Pratique que je ne fais pas systématiquement, sauf quand on me le demande ou lorsque j'en juge la nécessité.

La vision médicale, le magnétisme par l'apposition des mains sont une force et des capacités qui se sont installées et développées en moi. Je me dis souvent, en dehors de l'humain que je suis « Qui suis-je pour avoir ces pouvoirs et qu'on puisse agir au travers de moi sur les maladies ? » Je pense que je le saurai, le jour où j'aurai rejoint celui qui une nuit est venu me voir.

Nous les magnétiseurs savons que nous avons dans nos mains, dans les arcades sourcilières, dans la nuque, dans les coudes, dans le bas du dos, dans les genoux, dans les talons et les gros orteils des cristaux de magnétite. Le commun des mortels les a aussi sauf dans les mains, ces cristaux serviraient à notre équilibre selon certaines recherches. Ceux situés dans les mains ou peut-être leur nombre auraient une action spécifique pour soigner.

Je pense que les cristaux ne suffisent pas pour agir, en ce qui me concerne, ils sont transmetteurs d'une force magnétique qui nous dépasse. À la science de nous le démontrer.

Depuis l'origine, certains individus sont pourvus de ces cristaux, j'ai eu devant moi des gens qui avaient cette possibilité, mais qui ne voulaient pas l'utiliser, ça les perturbait. D'autres l'avaient, mais ne savaient pas comment pratiquer, je me chargeais de les conseiller.

Oui ! Dieu… la vie, le céleste – vous le nommez comme vous le voulez – nous laisse libre choix. Si vous choisissez de soigner, il est difficile de faire abstraction des capacités et des connaissances que nous détenons. Pas qu'on ne peut pas arrêter, mais parce que c'est une vocation qui est en nous, remplie de bonheur, de compassion, de complicité, d'harmonie, et d'amour. Tout praticien dans toute médecine l'a en lui pour venir en aide aux malades.

Pour revenir aux cristaux, la plante de mes pieds en est pourvue et chauffe autant que mes mains, je peux soigner avec mes pieds, mais aussi avec les yeux. Très souvent, dans ma pratique pour intervenir dans l'infiniment petit sur un kyste dans l'œil ou tout autre problème dans un organe, j'utilise mes yeux comme des lasers (magnétisme), en fixant avec une forte concentration l'endroit à soigner.

Une intervention chirurgicale d'un kyste dans l'œil n'est pas agréable, et oblige à porter un bandeau de corsaire inesthétique au visage. On m'a souvent demandé d'intervenir pour éviter ce genre de désagrément. Au début, les ophtalmologistes n'y croyaient pas, après ils étaient devant l'évidence.

Voir dans l'infiniment petit, ça me rappelle cette dame mariée qui avait deux adolescents, elle prenait souvent l'avion pour une très grosse société dans laquelle elle travaillait.

Elle m'explique qu'elle commence à se paralyser des membres, la médecine, malgré les examens, a du mal à définir sa pathologie, qu'elle aurait tous les symptômes de la maladie de Charcot sans avoir la maladie. Qu'elle envisage, vu son état évolutif, de démissionner de son travail et de faire son testament.

Étant intervenu sur elle, à un moment donné, exaspéré par son état, je lui fais savoir que je vais chercher en elle la cause de ses symptômes jusque dans l'infiniment petit.

Après une recherche minutieuse, je lui demande :

— Comment vous vous alimentez ? Est-ce que vous mangez gras ?

— Oh ! Que non, ça fait des années que je ne mange pas de gras pour ne pas grossir.

— Sachez, madame, que le cœur de vos neurones est sec par manque de graisse, il va falloir que vous mangiez gras.

— Ce n'est pas mon intention, je ne veux pas grossir !

— Je ne vous demande pas de prendre 20 kg, mais de 2 à 4 kg, il faut absolument faire cette expérience pour qu'on sache.

Peu de temps après, elle a retrouvé la santé, la démission et le testament n'étaient plus à l'ordre du jour, elle a pu reprendre ses activités.

Depuis toujours, les hommes ont expérimenté ce qui était à leur portée pour améliorer leur connaissance et le bien-être humain. La vie m'a donné des capacités qui, je pense, pourraient être un atout supplémentaire dans la recherche scientifique. Le fait de les exploiter pourrait permettre de déceler les causes de certaines maladies pour mieux les traiter.

Mon intention, dans les années à venir, sera d'aller vers une action plus généralisée qu'individuelle. Tout humain à son niveau a un rôle à jouer pour le bien de tous. Ne négligeons pas les outils qui sont en nous pour que d'autres puissent en bénéficier.

Quel bonheur de pouvoir intervenir sur l'humanité souffrante avec ceux qui m'accompagnent et qui m'ont tout donné ! D'autres avant moi, après moi et aujourd'hui dans différents endroits de la Terre ont eu et ont des capacités, pour que là-haut ils puissent intervenir au travers de nous et nous motiver. On ne peut pas l'ignorer.

Ils n'ont jamais cessé d'être présents dans le cœur des hommes par l'amour qu'ils ont en eux, alors nous pouvons dire merci.

Cette chaleur, que les magnétiseurs ont en eux et qu'ils transmettent aux autres pour soigner leur maladie, me fait penser à ces miraculés reconnus par l'Église et la science, qui souvent expliquent qu'ils ont ressenti une forte chaleur avant leur guérison.

Messieurs les scientifiques, si demain vous pouviez mieux analyser et utiliser cette chaleur, vous pourriez avoir un outil intéressant pour la science. Ou faire entrer dans votre giron ceux qui la détiennent en les faisant participer comme l'hypnose à vos pratiques. Nous avons tous la même motivation : combattre les maladies.

Au travers des temps jusqu'à nos jours, des êtres ont été investis de capacités qu'on nomme « dons » pour qu'ils puissent les utiliser pour le bien d'autrui. Ces êtres ne sont pas épargnés, ils vivent les mêmes souffrances que les autres hommes, et comme eux ils doivent évoluer, l'humain a encore beaucoup à apprendre et à comprendre.

Jamais nous ne saurons sur quel critère la sélection de ces êtres investis se fait.

Chapitre 4

L'INCROYABLE MIRACLE

Vous savez, la dame, de qui j'ai soigné le foie, un jour m'appelle :

— M. Marcel, dans ma famille une personne a accouché, le nouveau-né est dans un état de santé dramatique, depuis sa naissance les médecins sont à son chevet, il a même été déplacé d'un centre spécialisé à un autre sans résultats, on vient de nous annoncer qu'il ne survivra pas, que ses jours sont comptés. Ils ne savent plus quoi faire. Pouvez-vous faire quelque chose ?

Devant la situation et l'urgence, je suis désorienté, je savais qu'il était difficile d'intervenir sur un nouveau-né, enfant qui n'est pas encore totalement constitué. Je lui réponds :

— Je ne sais pas, je ne vous promets rien, pour moi, ça va au-delà de mes possibilités, je vais agir, appelez-moi pour me tenir au courant.

Après avoir raccroché, je visualise à distance l'enfant, je constate que son état est désespéré, qu'il est difficile de pouvoir intervenir. Quoi faire ? Totalement ému par ce nouveau-né, il ne me restait plus qu'à m'adresser à Lui, là-haut.

— J'ai cet enfant entre mes mains, je ne sais pas quoi faire, il n'y a que toi pour agir, moi je suis impuissant, toi seul peux décider qu'il vive, je ne peux aller contre ta décision, je t'en supplie, fais quelque chose, si tu peux le sauver, sauve-le.

Maintenant, je sais qu'il est entre ses mains, je prie de tout mon cœur et me mets en communion avec lui.

Le lendemain, en fin de journée, la personne m'appelle et m'informe que depuis ce matin le bébé va mieux, le corps médical ne comprend pas. Puis trois jours plus tard, il est sorti de danger, les jours suivants il n'y a plus de risque, les médecins n'en reviennent pas et prennent bien soin de lui, ils disent que c'est un miraculé.

— Je vous dis merci pour tout ce que vous avez fait.

Voulant la laisser dans sa joie, je n'ai pas pris le temps de lui expliquer comment ce nouveau-né a été sauvé, mais une chose que je sais c'est qu'Il m'a entendu et qu'Il est intervenu. Quel soulagement pour moi de savoir ce bébé hors de danger, moi aussi j'ai dit merci.

Le deuxième événement ce fut mon père, homme de 75 ans, une nouvelle fois hospitalisé, mais en urgence dans un état grave, la famille se retrouve à son chevet dans une forte inquiétude, maman était désemparée, le médecin vient nous voir et nous dit discrètement :

— Cette fois-ci, on ne peut plus rien pour lui, attendez-vous à ce qu'il ne soit plus là demain matin, il ne passera pas la nuit.

Maman était livide, elle ne pouvait pas y croire, nous, les enfants, nous regardions sans un mot, nous étions assommés par cette nouvelle. Le médecin nous a demandé de partir : il nous appellerait en temps voulu.

Sur le chemin du retour, ce n'était pas moi qui conduisais, au bout de quelques kilomètres, je suis en pleurs, dans la voiture je me mets à hurler de colère. La conductrice me disait de me calmer.

— Comment veux-tu que je me calme ? Moi qui soigne et sauve des vies, je suis impuissant devant mon père, je ne peux rien faire pour lui.

J'étais fou de rage. Alors, de toute ma puissance je me suis mis à crier vers là-haut :

— Tu m'as donné tous ces pouvoirs, à quoi bon si je ne peux rien faire pour mon père, tout cela n'a pas de sens, je ne comprends pas, fais quelque chose, ne me laisse pas dans cet état, je t'en supplie, sauve mon père, tu ne m'as pas choisi pour rien.

Je n'ai pas cessé de hurler contre Lui tout au long de la route et toute la soirée. J'étais épuisé, effondré, je me suis endormi.

Au matin, la sonnerie du téléphone retentit, j'attrape le téléphone, je m'attends au pire, je suis angoissé, je décroche :

— Allô ! Maman, dis-moi !

— Tu ne vas pas le croire, ton père va bien, il est assis sur son lit en train de prendre un copieux déjeuner, il a le sourire, il blague avec les infirmières. Les médecins disent que c'est un miraculé, qu'ils n'ont jamais vu ça, il ne pouvait pas s'en sortir, ils ont beau se poser toutes les questions, ils ne comprennent pas.

Je suis resté sans dire un mot, heureux d'écouter ce qu'elle me disait, les larmes coulaient de mes yeux, j'étais aux anges, j'ai compris que Dieu m'avait entendu et exaucé. Je me suis excusé d'avoir hurlé sur lui, je l'ai remercié de toute mon âme et lui ai exprimé tout mon amour.

Mon père a pu vivre et profiter de sa famille jusqu'à l'âge de 82 ans, âge auquel il est parti, je savais qu'au fond de moi je devais accepter, je ne pouvais pas aller contre ni demander plus.

J'ai compris que des miracles existent sur la Terre, souvent on dit « Demande et tu auras, mais ce n'est pas toujours possible ». Quand un drame a été évité, on exprime ce genre de réflexions, j'ai une bonne étoile ou mes anges étaient là, parfois « Merci, mon Dieu ». On ne se doute pas que c'est un miracle, que là-haut ils font ce qu'ils peuvent pour nous protéger ou nous aider.

Nous ne sommes pas seuls, il y a nous sur Terre et eux là-haut, faut-il encore en avoir conscience. Vu mes expériences, je ne peux que croire en son et leurs existences, qu'il y a autre chose après la mort, c'est ça l'espoir d'une autre vie, elle ne s'arrête pas sur la Terre.

Je me rappelle une dame d'un certain âge, retraitée de l'enseignement, sans enfant, grande, élancée, bien mise. Elle me dit pendant mon intervention :

— Vous savez, par mon éducation parentale je suis athée, je ne crois pas à la divinité ni aux religions.

— Ce n'est pas de votre faute, on vous a inculqué son inexistence et son inutilité, ça ne vous a pas empêché d'être une brave femme et d'avoir l'amour des enfants.

Quatre ans plus tard, de nouveau près d'elle pour quelques douleurs, elle revient sur le sujet.

— Vous vous rappelez quand je vous ai dit que j'étais athée ?

— Oui, bien sûr !

— Comme je vais bientôt quitter la Terre, je me pose depuis quelque temps une question qui me fait du souci.

— Ah bon, laquelle ?

— Si Dieu existe, que va-t-il me dire quand je serai devant lui, va-t-il m'accepter ou me rejeter ?

Je l'ai sentie désemparée de ne pas pouvoir détenir la vérité, d'être dans l'incertitude et l'ignorance dans laquelle on l'avait mise. Son sentiment était de savoir, dans la mesure où il existe, comment réparer son erreur.

D'un sourire réconfortant, je lui réponds :

— Ne vous inquiétez pas, il ne regarde pas ce que vous êtes ou n'êtes pas, mais si vous avez une bonne âme, le fait que vous vous soyez posé cette question, il est déjà heureux de vous accueillir.

Il y a eu des athées fervents qui ne voulaient pas entendre parler de quoi que ce soit, le jour où ils ont rencontré la divinité et ont été investis de certains dons, à ce moment-là leur vision du monde a changé, ils sont devenus d'autres personnes. Comme je le disais précédemment, tant qu'on ne vit pas ces expériences, on a du mal à y croire. Que chacun dans ces capacités n'ignore pas les capacités de l'autre, c'est l'ensemble d'un tout qui fait un monde.

Chapitre 5

INCROYABLE FLORILÈGE

Connaissant mon tempérament, je me suis mis à nouveau à l'épreuve pour savoir jusqu'où je pouvais aller avec mes pouvoirs. Je n'ai pas été déçu, même très surpris, je vais vous résumer un florilège d'événements INCROYABLES.

Ma seule et unique détermination était d'utiliser mes capacités pour la souffrance humaine, je ne m'attendais pas à ce qu'elles m'amènent vers d'autres possibilités.

Un jour, un couple m'appelle parce qu'ils sont très perturbés mentalement et physiquement.

— Que vous arrive-t-il ?

— Nous savons que vous avez la faculté d'intervenir dans différents domaines, c'est pourquoi nous vous avons fait venir. Depuis quelque temps, nous avons l'impression qu'il y a une âme errante dans cette pièce : dès que nous rentrons dans celle-ci, on ressent des effets perturbants, surtout mon mari, nous devons sortir pour aller mieux. Depuis, nous vivons dans l'autre partie de la maison.

Comme je l'ai dit, mon seul but, c'est de soigner. Je me trouve devant ce phénomène paranormal, qui indirectement influe sur l'état de santé de ces personnes, au fond de moi, je ressens que je dois intervenir.

Avant de commencer ma recherche, je leur pose certaines questions pour être sûr que ce n'est pas dans leur imagination. Étant convaincu, sachant que j'ai le don de vision, je tente le coup.

Je ferme les yeux, je me concentre. Là, je constate qu'on me fait voir certaines images et qu'on me transmet des messages. Je reste calme, attentif, à l'écoute, je sais qu'avec eux, il ne faut plus s'étonner de rien, et accepter. Je rentre dans ce nouvel univers de découvertes.

Quelques instants après, je regarde les personnes et leur dis :

— À la place de votre télévision, il y avait un fauteuil noir avant ?

— Oui, il y a quelques années en arrière.

Je leur demande surtout de me dire la vérité, ne me dites pas oui, si c'est non. Ils me répondent de nouveau :

— Oui, il y avait bien un fauteuil noir à cet endroit.

— Sachez que je vois un personnage assis dans ce fauteuil, ça devait être sa place habituelle.

Puis je leur décris sa physionomie et la façon dont il est habillé. Ils se regardent, déconcertés. La dame me répond :

— C'est mon beau-frère, le frère de mon mari, pourquoi est-il là ?

J'étais embêté d'expliquer la raison de sa présence, la réponse n'était pas simple à dire, mais par dévotion il fallait que je leur communique ce message.

— Écoutez, ce n'est pas facile, votre vie privée ne me concerne pas, ne le prenez pas mal, je vais vous répéter mot pour mot ce qu'il m'a communiqué. Il est ici, présent, parce qu'il est très en colère à cause du comportement de son frère à votre égard, madame. Il lui demande d'arrêter impérativement de tels agissements envers vous, sinon, il ne partira pas et se fâchera encore plus contre lui.

Il y a un silence, puis elle m'avoue :

— Du vivant de mon beau-frère, il s'interposait souvent entre moi et mon mari.

— Est-ce vrai, monsieur ?

— C'est tout à fait exact.

— Alors, vous savez ce qu'il vous reste à faire pour que la sérénité revienne dans cette pièce, je n'ai pas à intervenir, c'est un problème entre vous.

J'étais au chevet d'une jeune demoiselle qui devait avoir dans les 25 ans, je la voyais pour la première fois, je travaillais sur ses douleurs abdominales.

Quand soudain un personnage m'apparaît, je le visualise en me disant « Bon ! Qu'est-ce que c'est encore, maintenant si de leur bon vouloir, ils m'envoient des personnes, je ne vais pas m'en sortir, ça me fait double boulot ».

Je fais une pause.

— N'ayez pas peur, mademoiselle, je suis obligé de dire la vérité, là devant moi, j'ai quelqu'un qui veut vous communiquer un message.

Elle me regarde avec des yeux ébahis

— Comment ça, quelqu'un ? Je ne comprends pas.

Je lui explique et lui décris le personnage. Elle me dit :

— C'est mon père décédé, vous me le décrivez plus jeune, mes parents m'ont eue très tard. Que veut-il ?

— Je vais lui demander.

Je me remets en contact avec lui, puis je transmets le message à cette fille – je fais office de facteur « Coucou, j'ai un courrier pour vous ! »

— Il vous fait savoir que vous devriez être plus attentive sur la route, vous faites trop d'imprudence, ça pourrait vous occasionner des préjudices et mettre votre vie en danger. Faites aussi attention à vos fréquentations et soyez un peu plus ordonnée dans votre quotidien. Pour le moment, il est près de vous pour vous protéger, mais il n'est pas du tout content.

— Comment savez-vous tout ça ? En plus, vous utilisez les mêmes termes et vous avez la même intonation que lui.

— Je ne sais rien de vous, mademoiselle, nous ne nous connaissons pas, je répète exactement ce qu'il me dit, ni plus ni moins.

Il est vrai qu'une personne avertie en vaut deux, elle était heureuse et rassurée que son père soit à ses côtés et veille sur elle. Avant de partir, je lui rappelle de mettre de la sagesse dans son quotidien, comme lui a suggéré son défunt père.

C'est comme cette autre enseignante qui aimait ses élèves comme ses propres enfants. Me connaissant, elle me fait venir pour que je la soigne, à un moment donné, je me vois obligé de m'arrêter, pour lui dire :

— Au bout du lit, il y a quatre jeunes et beaux garçons tout souriants.

Et je les lui décris physiquement.

— Ce n'est pas possible !

Tout en ayant les larmes aux yeux :

— Ça ne peut pas être eux. Expliquez-vous !

— Vous les connaissez ?

— Oui, ils sont morts dernièrement dans un accident de voiture. C'était comme des fils pour moi. Pourquoi sont-ils au bout de mon lit ?

— Ils sont venus vous faire savoir que vous ne devez pas vous inquiéter, ils vont bien, ils sont heureux et vous embrassent de tout leur cœur.

Quelle aventure, des défunts qui sont venus à moi sans que je leur demande, pour avertir ou rassurer ceux qu'ils ont aimés pour ne plus les voir en souffrance. Ne me demandez pas comment cela peut se produire, je n'en sais rien. C'est comme quelqu'un qui se présente à votre porte, sans que vous le connaissiez ni l'attendiez.

Je me suis rendu compte que j'étais à la merci d'événements qui me dépassaient. On peut penser que là-haut, ils se disent « Venez ! On peut communiquer avec la Terre, on a un émetteur-récepteur qui fonctionne ».

En attendant, ça épuise mon énergie.

Dans une autre échelle de perspectives, ce fut la visite d'un monsieur, qui voulait savoir où était située la source sur son terrain. N'étant plus étonné de ce qu'on me demande, je vais avec confiance voir si elle existe.

Après m'être concentré, je lui explique la topographie de son terrain :

— Votre terrain est grand et en longueur, il monte progressivement. Sur la butte, il y a votre maison. Est-ce exact ?

— Oui !

— Derrière votre maison, y a-t-il un gros arbre ?

— Oui !

— Votre source est en dessous de cet arbre.

Il est stoïque, il n'en revient pas de ma description.

— Mais comment pouvez-vous détailler ma propriété, je ne vous ai remis aucun plan.

Mystère !

Un couple sur lequel j'intervenais m'expliquait qu'ils avaient enfin trouvé un terrain à un prix très intéressant, situé dans un bel endroit. Pendant qu'il me parlait, je trouvais peu cher ce terrain à l'endroit indiqué. Par précaution, comme diraient certains, je jette un œil. Puis je leur dis :

— Votre terrain, il y a comme un monticule dans son milieu et sur toute sa largeur.

— Oui, pourquoi ?

— Ça doit être une canalisation qui traverse votre terrain pour alimenter les propriétés environnantes, vous allez avoir du mal à construire comme vous le voulez, allez voir le cadastre avant de l'acheter.

Une semaine plus tard, ils ont confirmé mes dires en me remerciant, et ne l'ont pas acheté.

Je me pose la question, ai-je encore d'autres possibilités en moi ! Me voilà sourcier maintenant, bon ! Si c'est pour rendre service, pourquoi pas, je fais au moins des heureux.

Dernièrement, c'est dans ma résidence, je vois le responsable et je lui pose la question.

— Qu'est-ce que c'est tous ces tracés bleus dans la propriété ?

— Il y aurait une source, j'ai fait venir des personnes, on ne trouve pas, ils se contredisent.

Je rentre chez moi, je prends le temps, le lendemain, je l'interpelle pour lui faire savoir qu'au plus haut de la résidence, il y avait un puits, comme ceux qu'on trouve partout en Provence, qu'il a été détruit et recouvert par les travaux. Je l'amène ensuite à un endroit précis :

— Vous voyez, là sous nos pieds, il y a la source, ça bouillonne.

— Vous êtes sûr ? Personne ne m'a indiqué cet endroit.

— Je vous dis que ça bouillonne.

— À qui dois-je m'adresser pour en avoir la certitude ?

— Voyez les plans du cadastre de l'époque ou retrouvez l'ancien propriétaire.

La semaine suivante, il me présente la fille du propriétaire, qui me confirme que la source se trouve bien à l'endroit que j'avais indiqué. Qu'il y avait à l'époque sur ce secteur, des plantations d'orangers, que ces plantations étaient alimentées par cette source, puis qu'elle a été condamnée par l'urbanisation.

Dans mon activité, je n'ai pas oublié nos amis les bêtes. La patronne d'un haras m'a fait venir pour un de ses chevaux blessé à une patte, le vétérinaire, malgré tous ses bons soins, suggérait de l'abattre. Ce cheval avait gagné de belles courses, même s'il ne pouvait plus concourir, la patronne voulait absolument le sauver pour qu'il soit un bon reproducteur.

— Chère madame, je vais faire de mon mieux pour le rétablir.

Après quelques séances, le cheval a pu repartir galoper dans la prairie, et assouvir ses instincts d'étalon.

Un couple, c'était pour leur chat qui dépérissait, le poil terne et clairsemé, il n'avait plus goût à rien. J'ai regardé ce chat tout tristounet.

— Je peux vous dire qu'il est émotionnellement choqué, il vit dans la peur, il s'est passé quelque chose d'important dernièrement ?

— Maintenant que vous nous le dites, il y a quelques mois, nous avons été cambriolés. Malgré nos appels, on n'a pas vu le chat pendant deux jours, inquiets, nous avons fouillé tous les recoins de l'appartement, nous l'avons retrouvé blotti dans un endroit qu'on n'aurait pas pu imaginer.

— Voilà la raison de son état, il est traumatisé, dès que vous partez, il a peur de revivre la même scène, il faut impérativement que vous le rassuriez quand vous partez, dites-lui qu'il n'y a plus de danger, que vous allez revenir, il va comprendre, puis il retrouvera la confiance.

Avant de partir, j'ai travaillé sur son stress.

Souvent lors de mes séances, les animaux venaient autour de moi ou se mettaient sur mes pieds. Les gens étaient surpris de l'attitude de leur animal, jamais il ne s'approchait de quelqu'un qu'il ne connaissait pas. Je leur expliquais que l'animal se collait à moi pour profiter du magnétisme qui émanait de moi pour leurs propres douleurs. Il ne faut pas croire qu'ils sont moins intelligents.

J'ai aussi vécu d'autres réactions troublantes. Un soir de fêtes, je me promenais avec mon amie sur le bord de mer, nous regardions ce que les exposants présentaient aux badauds. À un moment donné, je m'arrête et m'intéresse à des tableaux qu'un peintre exposait, il n'y avait personne, je pouvais parler tranquillement avec lui. Dans la conversation, il me fait savoir son inquiétude : il ne vendait plus rien depuis plusieurs expositions. Après quelques palabres, je repris ma promenade.

Sur le retour, son stand était rempli de monde, je le vois venir vers moi, euphorique, il m'attrape et m'amène vers ses tableaux en me disant :

— Vous êtes mon sauveur, je n'ai jamais vu ça, depuis que je vous ai parlé, je n'arrête pas de vendre, choisissez un ou deux tableaux qui vous plaisent, je vous les offre en remerciement.

J'étais heureux de le voir heureux, mais gêné de ce qu'il me proposait.

— Non, monsieur, je ne veux pas abuser de votre joie, si ma venue vous a été profitable, tant mieux pour vous.

Il ne voulait pas me lâcher, il insistait, puis il comprit que je ne voulais pas profiter, il me laissa aller, en me précisant :

— Vous revenez quand vous voulez, il y aura toujours un tableau pour vous.

Je n'y suis pas retourné, ce n'est pas dans mes principes ni dans ma valeur humaine. Je n'ai pas été totalement surpris de cette réaction, je l'avais déjà vécu dans d'autres circonstances.

Il s'avérait parfois, lors de mes interventions, que des personnes me racontassent leurs déboires ou leurs difficultés. Une semaine plus tard, elles me sautaient au cou :

— C'est invraisemblable ! Le fait de vous avoir raconté nos misères, tout s'est arrangé, même celles qui n'auraient jamais pu se résoudre. Vous êtes notre sauveur.

Je vous l'ai dit, je suis un transmetteur, on me parle, ça monte là-haut et après ça fait son chemin. Parfois, j'aimerais bien que ça marche pour moi.

Devant ces faits, j'ai toujours été perplexe, je préférais rester humble, j'écoutais sans pouvoir expliquer le processus qui était pour moi hors de portée. Je sais que là-haut ils agissent, mais comment ils interviennent et pourquoi sur certaines personnes, là je n'ai pas toute la réponse. Une chose que j'ai constatée, c'est que par ma présence et par ce que l'on me dit, je déclenche sur le plan céleste les souhaits qui ne peuvent être que de bonnes intentions.

Ce qui m'a valu, pour des personnes, que mon intervention fût d'un grand secours – celles-ci, dans le bonheur, voulaient presque me baiser les pieds. Je les ai tout de suite arrêtées en leur expliquant que je ne suis rien, et n'y suis pour rien, je ne fais que transmettre ou agir.

— Si vous devez remercier quelqu'un, c'est Lui, là-haut, que vous soyez croyant ou non et selon votre religion, recueillez-vous et dites-lui merci.

Chapitre 6

L'INCROYABLE DIVINITÉ

    Je me rends dans un grand restaurant de la côte, endroit où quelques années auparavant le patron, qui était le père, s'était suicidé. La famille me demande d'intervenir parce que dès qu'elle rentre dans les bureaux tout le monde est mal, même le personnel. Je me mets en condition pour faire ce que je dois faire en leur présence. Je leur demande un grand silence, mais, à l'extérieur, dans la cour du restaurant, de nombreuses mouettes font un bruit infernal : elles piaillent pour prendre, dans les poubelles, leur nourriture.

    Malgré ce vacarme, quand j'eus fini, fatigué, épuisé, je leur explique que leur père était présent depuis toutes ces années : il n'arrivait pas à s'élever. J'ai dû le libérer et l'aider à partir. En le voyant s'élever, j'ai remarqué qu'il avait un pantalon marron en velours côtelé et de très grosses chaussures. Le fils me répond :

— Oui, c'est bien lui ! Mon père portait toujours ce genre de pantalon et ses chaussures de sécurité obligatoires en cuisine.

Les autres me disent :

— Pendant que vous travailliez, à un moment tous les oiseaux se sont tus et nous avons senti un parfum intense, qui a embaumé tous les bureaux.

Je leur précise, quand il montait, une grande lumière descendait vers lui avec une multitude de fleurs de toutes les couleurs, qui ont dégagé ce parfum.

J'avais regardé, émerveillé, cette luminescence qui était pour moi la porte ouverte vers la divinité, en pensant « Qu'ils sont grandioses de me faire vivre cette féerie que d'autres ne verront pas tout de suite ! »

Après cette action de libération, je prends conscience que je soigne aussi les âmes en souffrance.

Cet autre événement est fort, très, très fort, de toute-puissance et de toute beauté. Un jour de beau temps, j'étais à l'extérieur sur une terrasse, parce que l'on m'avait demandé d'agir sur quelque chose de diabolique, qu'il fallait absolument faire disparaître pour le bien-être des personnes. J'avais constaté que cette chose était bien présente, je sentais que mon humble personne ne suffirait pas à la combattre. Ma seule possibilité c'était de faire appel à eux là-haut, je ne me doutais pas qu'ils interviendraient de cette façon.

Vous n'allez pas me croire, moi non plus je ne pouvais pas y croire, pourtant je les ai vus descendre, c'était majestueux, puissant, ils se sont mis devant moi, de chaque côté de moi, Jésus et Marie, lumineux, beaux, puissants, immenses, ils rayonnaient d'une douceur et d'un amour incommensurables.

J'étais pétrifié d'une telle grandeur, émerveillé, mes larmes coulaient d'émotion. Que de Beauté, de Sérénité, d'Amour ! J'aurais voulu que ça ne s'arrête jamais, malgré mes yeux fermés, intérieurement ils étaient grands ouverts devant cette apparition miraculeuse. Comme je l'ai déjà expliqué, c'est quand je ferme les yeux qu'on me fait voir. Puis, ils sont remontés avec le Père qui était aussi présent au-dessus de nous.

Cette vision était tellement grandiose et invraisemblable, que je ne savais pas si je devais le dire aux personnes présentes, devant mon état de béatitude, elles attendaient une explication, j'ai pu leur raconter parce qu'elles connaissaient ma sincérité, elles ont toutes été très troublées.

Certains vont me prendre pour un débile ou un fabulateur, je sais que cette vision n'est pas palpable, que le selfie (photo) était impossible, je laisse libre cours à leur pensée. Personnellement, je n'oublierai jamais ce que j'ai vu ni cet instant de bonheur. Je vous souhaite un jour de vivre cela, vous serez au paradis. Si d'autres ont vécu la même chose, qu'ils le disent.

Aujourd'hui encore, je m'interroge sur ces événements, qui suis-je pour vivre d'aussi grandioses apparitions, que veulent-ils me faire comprendre, à quoi me préparent-ils pour l'avenir, comme la nuit où il est venu me voir ?

Croyez-moi, je vous écris tout cela avec une sincère vérité, ce n'est pas facile de mettre ces événements sur papier à la portée du commun des mortels. Tout ceci était dans mon cœur et dans mon âme : comment ne pas le partager avec vous pour que vous puissiez vivre aussi dans cette révélation ce bonheur divin ?

Malgré ce grand privilège, il faut revenir sur Terre, je suis avant tout un Terrien dans le monde des humains avec tout ce que cela peut représenter, je suis loin d'être parfait, je garde la tête sur les épaules et l'esprit clair. Cette nouvelle apparition restera, comme la précédente, gravée en moi à tout jamais.

Je trouvais que ces événements pouvaient être intéressants pour rassurer certaines personnes à mieux appréhender la mort. Combien d'entre nous ont peur de la mort ou souffrent d'avoir perdu un être cher ? J'ai souvent eu devant moi des gens vivant très mal cette réalité.

J'ai pu leur démontrer que nous ne mourons pas, c'est notre corps qui meurt de maladie, de dysfonctionnement, d'épuisement parce qu'il a beaucoup donné dans notre vie, nous sommes deux, lui, notre corps, et nous, notre âme.

Je donne pour exemple ce que j'ai vécu et ce à quoi j'ai eu la réponse, j'ai souvent posé la question à beaucoup de personnes qui m'ont confirmé la même chose.

Qui une nuit dans un profond sommeil ne s'est pas senti brutalement tomber en claquant ses mains sur son matelas pour se rattraper, et ne s'est pas dit après coup « C'est étonnant, je suis tombé, j'aurais dû être par terre et je suis dans mon lit. Ce n'est pas normal, je ne comprends pas, je n'ai pourtant pas rêvé puisque je suis réveillé », ne trouvant pas d'explication, a fini par s'endormir avec cette interrogation.

Eh oui ! Toute chose inexplicable et inexpliquée, on fait avec et on passe à autre chose, même si celle-ci se reproduit plusieurs fois.

Par un regroupement d'événements et de témoignages divers, j'ai fait cette conclusion. Quand nous sommes dans cet état de sommeil profond, pour une raison qui nous échappe, notre âme s'élève progressivement en sortant de notre corps de plusieurs dizaines de centimètres. Puis pour toute autre raison, elle retombe brutalement dans le corps, ce qui nous donne cette sensation de tomber par terre tout en voulant amortir la chute avec ses mains.

Il y en a d'autres qui comme moi se sont vus voler, voir la Terre d'en haut et les gens tout petits en dessous. Ça ne pouvait pas être un rêve, ce voyage interstellaire était identique à tous. C'est l'âme qui part voyager autour de la Terre et à la vitesse de la lumière revient dans son corps.

Il y a ceux qui lors d'une mort clinique révèlent et écrivent des livres à ce sujet : ils étaient au-dessus de leur corps souffrant, en attendant que les médecins fassent le nécessaire pour le réintégrer. La science aujourd'hui s'intéresse beaucoup à ce genre de phénomène.

Souvent devant moi, des personnes m'ont expliqué ces différents types d'événements.

Une jeune femme mariée se confie à moi :

— À vous, je peux raconter ce qui m'est arrivé, j'ai vécu quelque chose de surprenant que je n'ai jamais osé divulguer à personne : un soir, j'étais assise dans mon canapé, le jour tombait. Je me suis levée pour allumer la lumière, arrivée à l'interrupteur, je n'arrivais pas à le faire fonctionner, j'avais l'impression que mes doigts ne pouvaient pas appuyer dessus. Je me retourne pour aller me rasseoir, quand je vois mon corps assis dans le canapé. J'ai eu peur, je ne savais plus quoi faire, par instinct, je suis allée m'asseoir dans mon corps. Pouvez-vous m'expliquer ?

Ce que je fis pour la rassurer.

Il y a encore beaucoup à découvrir et à apprendre sur l'irrationnel parce que ça nous dépasse.

Je vais revenir à ce qui était et ce qui est mon cheval de bataille : le médical — dans lequel je me suis toujours épanoui, et qui est pour moi de grande importance. Je sais que mes capacités peuvent me permettre beaucoup de choses, certains m'ont même dit :

— Vous pouvez prédire l'avenir !

Peut-être, je préfère laisser ce genre de pratique à d'autres qui se complaisent dedans, et me consacrer à l'humanité souffrante.

Chapitre 7

L'INCROYABLE PERCEPTION

Ce qui m'amène à vous faire savoir que l'INCROYABLE n'est pas fini, je les ai entendus me dire « Tu verras dans l'humain ses traumatismes et ses chocs émotionnels ».

En parallèle de mon magnétisme, j'ai toujours travaillé sur le psychisme et en psychologie sur les individus. Je savais que la plupart de leurs maux venaient du mental. La prouesse de pouvoir voir demain d'où vient leur mal-être, et la raison des pathologies qui se sont installées avec le temps, ne pouvait que me favoriser.

Ce côté psychologue, je pense l'avoir depuis mon enfance : souvent, on venait – même les plus adultes – me demander conseil, pour moi ça me semblait naturel. Jeune ado, quelqu'un m'a dit :

— Te connaissant, tu n'as jamais eu l'âge bête.

Ça m'avait surpris, je ne comprenais pas ce terme. En ce qui me concernait, j'avais l'impression du contraire : comme mes copains, je déconnais et j'étais clownesque.

J'ai mis en pratique cette nouvelle approche visuelle. En me concentrant, je pouvais, encore aujourd'hui, voir l'âme souffrante de l'individu et son mal-être. J'allais jusque dans sa tendre enfance même au-delà, ce qui me permettait de voir son premier, je dis bien son premier traumatisme ou choc émotionnel.

Le but n'était pas de dévoiler l'événement, mais de faire venir l'individu sur celui-ci, qui souvent était occulté ou méconnu en raison de l'âge auquel cela s'était produit.

L'intérêt de cette vision est de permettre au mental de remettre en surface le traumatisme. Cette prise de conscience du traumatisme aide le mental avec la thérapie à rétablir la cohérence de l'événement pour le banaliser.

Souvent, les gens me disaient :

— C'est fou ! En un instant, vous découvrez le traumatisme, ce que des spécialistes mettent des jours ou des mois à trouver.

Parfois pas du tout, parce que le patient ne le dévoile pas.

Je peux le concevoir, mais nous avons deux approches différentes pour le même résultat. Les spécialistes ont une connaissance scientifique que je n'ai pas, je suis loin d'être à leur hauteur, ils savent mieux définir le type de maladie, et le traitement adapté.

La seule différence qu'il y a entre eux et moi, c'est d'avoir cette faculté visuelle me permettant de déceler tout de suite le premier traumatisme.

J'ai eu l'occasion de côtoyer un psychiatre dans un grand hôpital pour un cas particulier, notre entretien a été fructueux, intéressant, nous sommes tombés sur la même conclusion. Je ne vous cache pas que je me sentais tout petit devant ce monsieur, qui avait une compétence médicale de tous les jours pour ces cas de pathologies, ce sont des années d'études.

Une jeune dame me consulte, complètement désorientée, déprimée, amaigrie, elle n'a plus de goût à la vie, elle ne sait plus comment s'en sortir. Je lui demande de rester calme, je lui explique que je vais aller voir ce qui la perturbe et ce qui l'a amenée à être dans cet état après tant d'années.

Quelques minutes plus tard, je la questionne en la fixant dans les yeux avec un ton ferme.

— Je vous vois plus jeune, qu'est ce qui s'est passé dans l'immeuble ?

Elle se met immédiatement à crier :

— On a voulu me violer, j'ai dû me débattre, j'avais très peur, il n'y avait personne autour pour intervenir, heureusement, j'ai pu m'enfuir.

Elle était livide, elle a revécu la scène, elle pleurait.

— Je croyais avoir oublié cet événement, je n'y pensais plus !

— Non, madame, vous l'avez occulté, c'était encore dans votre mental à votre insu, c'est la raison pour laquelle vous viviez avec des angoisses, la peur des autres, de sortir seule, avec le besoin de rentrer vite chez vous, c'est pour ça aussi que vous avez la difficulté d'avoir quelqu'un dans votre vie, par manque de confiance. Avec les années, ce traumatisme vous a poursuivi et vous a mis progressivement dans un état de déprime.

Je l'ai prise en charge psychologiquement pour qu'elle ne vive plus ce traumatisme et retrouve confiance en les autres.

Avec mon expérience, je peux expliquer que lors d'un événement traumatisant celui-ci s'installe dans l'inconscient, agit toute la vie sur l'individu sur son conscient, sans que le conscient soit conscient de l'inconscient. C'est pourquoi la plupart des personnes sont gérées par leur choc émotionnel dans leurs choix de vie, leurs comportements, et installent avec le temps leur mal-être.

Le fait que l'individu connaisse l'influence de son premier traumatisme, il fera un travail de banalisation de l'événement pour qu'il n'ait plus d'incidence sur son mal-être.

Quand je précise le premier, c'est parce que c'est lui qui est installé dans l'inconscient, les autres que nous subissons dans la vie ne viennent que conforter, voire accentuer le premier, d'où l'intérêt de le découvrir ou d'amener la personne, comme le font les spécialistes, à le formuler.

Des parents m'appellent pour leur enfant de 19 mois couvert d'eczéma dès sa naissance, les traitements ne faisaient que le soulager, les parents étaient désespérés. Je regarde cet enfant, je vois la cause de sa peur intérieure, je me dis, ce n'est pas possible, vu son jeune âge, qu'il ait cette peur. Je remonte jusqu'à la grossesse et je comprends.

Je me retourne vers la maman :

— C'est vous qui avez peur des animaux !

— Comment savez-vous ça ?

— Je l'ai vu dans votre fils, il a peur des animaux, à 19 mois ce n'est pas possible, il n'a pas la notion du mot animal, répondez-moi !

— J'en ai une peur bleue depuis toujours.

— Même pendant votre grossesse ?

— Oh, oui ! Dès que j'en vois un, je hurle.

Je vais vers l'enfant, je lui parle, je sais qu'il ne comprend pas tout, mes paroles s'adressent plus particulièrement au mental qui a su à un moment donné enregistrer cette peur, il saura comprendre mes propos qui l'aideront à l'évacuer.

Je fixe l'enfant et m'exprime :

— Tu sais, ce n'est pas toi qui as peur des animaux, c'est ta maman, la peur qui est en toi n'est pas à toi, tu vas la rendre à ta maman.

À ce moment-là, je sais qu'il y a une prise de conscience, le mental se rend compte qu'il s'est trompé, que cette peur ne le concerne pas, et va commencer à faire un travail de libération.

Puis, pour le rassurer, je lui fais voir différentes peluches en lui disant :

— Tu vois, ce sont des animaux, c'est une girafe, une tortue, un canard, ils sont gentils, ils sont doux.

Pour l'enfant, les noms ne lui disent rien puisqu'il ne les connaît pas physiquement, mais il est déjà dans l'interrogation.

Avant de partir, je demande aux parents de répéter pendant plusieurs jours à leur fils ce que je lui ai formulé :

— Et vous, monsieur, surtout pas vous, madame, vous allez l'emmener voir des poules, des canards, des chèvres et d'autres animaux pour qu'il matérialise ce que sont des animaux.

Deuxième prise de conscience, l'enfant se rendra compte qu'il avait peur de quelque chose qu'il ne connaissait pas, il sera rassuré, son mental s'apaisera d'avoir vu et d'avoir pu toucher ces animaux : sa peur n'aura ainsi plus de raison d'être.

Puis, je fais savoir aux parents que je ne prévois pas d'autre rendez-vous, qu'il faut laisser le temps à l'organisme de se rétablir.

— Rappelez-moi pour me donner de ses nouvelles, à défaut, je reviendrai.

Un mois plus tard, ils me téléphonent pour m'annoncer que leur fils n'a plus d'eczéma.

Les enfants en bas âge ont l'avantage que leurs cellules en plein développement ne sont pas encore torturées par la vie, ce qui leur permet d'être suffisamment réactionnelles pour avoir de bons résultats. Quelle satisfaction quand j'ai constaté que le mental de l'enfant se substitue à lui pour percevoir toutes les informations extérieures, afin d'intégrer ou d'extérioriser rapidement les perturbations ! C'est comme un virus dans l'ordinateur, celui-ci l'intègre, à nous de l'aider à le détruire pour éviter tout dysfonctionnement.

Toutes mes capacités et mes interventions m'ont fait découvrir et voyager dans différents univers que je ne connaissais pas. Je suis heureux d'avoir pu engranger autant de savoirs et de maîtrises, pour venir en aide aux humains.

Il y a cette dame qui souffrait depuis des années de la maladie de Krone, une forte inflammation intestinale, maladie avec laquelle on a du mal à vivre, elle avait tout essayé, rien n'y faisait. Elle me suppliait de la sortir de ce handicap, je l'ai rassurée, mais pendant qu'elle me parlait je voyais qu'elle était perturbée. Par habitude, je savais que bien des pathologies viennent du mal-être, ma possibilité de vision des chocs émotionnels me donnait la faculté d'associer cette vision au magnétisme. Après quelques séances, la maladie de Krone n'y était plus, le magnétisme avait travaillé sur l'inflammation, pendant que j'intervenais psychologiquement sur son traumatisme, cause de l'installation de cette maladie. Je lui ai appris à gérer ses émotions pour qu'elle ne réinstalle plus cette inflammation. Elle fut tellement heureuse de ne plus souffrir qu'elle m'a fait un touchant témoignage. Tous ces témoignages me font plaisir, plus particulièrement ceux des enfants qui m'ont fait des dessins, aujourd'hui, ils sont devenus des adultes.

J'ai vécu aussi un événement inattendu, j'intervenais par habitude sur différentes douleurs comme l'arthrose, la hernie discale, le mal de dos, celles que je vous ai déjà notifiées et bien d'autres.

Une personne que je connaissais vient de nouveau me voir, elle est debout devant moi avec ses béquilles, faisant avec difficulté un pas après l'autre.

— Que vous arrive-t-il ?

— J'ai une grosse inflammation au genou, je n'ai plus de cartilage, on doit me mettre une prothèse, le chirurgien ne veut pas faire l'intervention : dans cet état, elle peut ne pas réussir. Je traîne cette inflammation depuis six mois, elle me handicape, je souffre, je ne suis plus autonome, mon médecin prévoit deux ans, voire plus avant qu'elle ne se résorbe. Serge et moi avons projeté de nous marier, il n'est pas question que je fasse ce mariage dans une chaise roulante, que pouvez-vous faire pour moi ?

Étant déjà intervenu sur ce genre de handicap, je lui réponds :

— Vous voulez être opérée dans trois mois ?

— Dans trois mois, s'exclame-t-elle, vous plaisantez, ce n'est pas possible !

— Je vous le confirme, vous voulez ou vous ne voulez pas ?

— Oh, que oui !

Au fur et à mesure de mes interventions, elle marchait de mieux en mieux, puis progressivement elle quitta l'une et après l'autre de ces béquilles.

Deux mois et quinze jours plus tard, je lui demande de refaire des radios de son genou pour les remettre au chirurgien.

Après avoir vu celui-ci, elle vient me revoir.

— Vous savez, le chirurgien n'en est pas revenu, il a été étonné, il m'a dit « Votre inflammation était tellement importante, qu'il est surprenant que vous ayez en peu de temps de si belles radios, je vous opère le mois prochain ». Vous aviez raison, cela fera trois mois.

Quelque temps après son intervention chirurgicale, elle m'appelle pour m'informer de ses intentions.

— Serge et moi souhaitons vous inviter à notre mariage.

Agréablement surpris, je lui pose cette question :

— Pourquoi cette invitation ?

— En remerciement de ce que vous avez fait pour moi.

— Ne vous sentez pas obligés !

— Si, si, on y tient beaucoup.

Le jour venu, j'étais présent avec ma compagne à leur mariage. Petite commune sur les hauteurs de la Provence, la mairie située au centre du village avec son perron et sa place, à l'écart des nombreux convives, nous attendions les mariés.

Et ce fut le moment inattendu : quand ils sont arrivés, la première chose qu'elle a faite fut de me prendre par le bras puis de m'amener sur le perron devant toute l'assemblée pour les informer.

— En ce jour de mariage, Serge et moi mettons M. Marcel, le magnétiseur, à l'honneur, sans son intervention, jamais ce mariage n'aurait pu se faire, je serais encore dans une chaise roulante.

Tout le monde se mit à applaudir.

Je ne m'attendais pas à un tel honneur, pour moi ce fut l'apothéose d'années de travail, j'étais dans mes petits souliers, je n'avais pas l'habitude de ce genre de reconnaissance. J'ai exprimé mon malaise à un médecin qui était à mes côtés et que je connaissais, en lui précisant que pour nous, soigner c'était normal. Il a compris mon désarroi et m'a répondu par un sourire de complaisance.

Dans le courant de cette journée ensoleillée, ceux qui ne me connaissaient pas venaient s'intéresser à mes pratiques.

Ce fut un très beau mariage rempli de joie et de bonheur que je n'oublierai pas. Je les remercie encore, Liliane, c'est son prénom, est écrivaine, comme un archet de violon, elle manipule avec aisance la plume et le vocabulaire, elle a obtenu un prix littéraire.

Bien avant son mariage, elle m'a offert un de ses livres dans lequel elle me remercie, me nommant « Marcel l'inoubliable ». Ce sont pour moi deux charmantes personnes.

Dans cette aventure, j'ai eu beaucoup de sympathie et de reconnaissance de ceux que j'ai soignés. J'ai mis tout mon amour et toute ma force pour les libérer de leur souffrance, ils me l'ont bien rendu et je les en remercie.

Par dévotion, je ne me suis pas enrichi financièrement, mais aucune grande fortune au monde ne pourra égaler ce que j'ai divinement vu et vécu, ni la richesse qui est en moi, ce sont des cadeaux du Ciel qui aujourd'hui sont encore présents et qui me resteront à jamais.

Comme je vous l'ai dit au début de ce livre, je ne pouvais pas partir demain comme un égoïste, il fallait que je vous fasse vivre cette aventure remplie de vérité, d'amour et d'espoir. Raison de cet ouvrage pour partager avec vous cette richesse, vous faire prendre conscience qu'elle est aussi dans votre fond intérieur d'une façon insoupçonnée. Allez la chercher pour en retirer le meilleur de vous-même et pour le bon équilibre de votre vie. Même si le quotidien n'est pas facile, elle est toujours là pour vous aider, elle peut se présenter sous une âme charitable, dans des opportunités ou des solutions favorables, mais aussi dans le courage et la volonté de ne pas tomber dans les dérives. Tant que nous faisons tout notre possible pour rester dans la lumière, nous aurons une grande valeur devant l'éternelle.

On m'a souvent dit :

— Vous, vous avez été choisi, vous savez pourquoi vous êtes sur Terre, nous, on ne sait pas.

Ne croyez pas que je suis différent de vous, vous aussi vous avez était investi, du plus petit au plus grand, parce qu'Il a besoin de tout le monde pour s'occuper de la Terre, des océans, des hommes, des animaux, de la végétation, etc.

Nous ne pouvons pas avoir tous la même utilité, nous sommes une chaîne, on a besoin des uns et des autres tant que nous faisons notre vie dans l'amour et le respect de l'autre.

La haine, la violence, la jalousie, le côté destructeur n'ont pas de place près de lui ni de nous, ils sont rejetés, à choisir faisons tout pour être aimé.

Nous sommes humainement tous au même niveau de valeur, quand il en manque un, on est déstabilisé.

Pour exemple : Tiens ! Dans le village on n'a plus le boulanger, ou le boucher, le coiffeur, le prêcheur, le facteur, etc.

Il a et nous avons besoin de toutes les activités, à la naissance nous sommes tous investis d'une mission ou des missions qui nous incombent, et que nous devons mettre en pratique pour le bien de tous. Il y a les manuels, les intellectuels, les artistiques, les chercheurs, les scientifiques, et une multitude d'autres métiers. Comme la nature, nous sommes notre propre écosystème.

Ne nous disons pas être supérieurs aux autres, selon le dicton, on a toujours besoin d'un plus petit que soit, la valeur d'un être n'est pas ce qu'il fait ou détient, mais ce qu'il est.

Avant nous, il y a eu des précurseurs, comme Léonard de Vinci, Jules Verne, pour ne citer qu'eux, ils ont éveillé notre curiosité à innover notre futur monde. On les appelait des génies, où sont-ils allés chercher toutes ces idées, sont-ils venu avec à la naissance, leur a-t-on fait voir dans leur imagination, pour l'époque c'était futuriste.

Lors d'un voyage, j'ai assisté à une conférence sur certains monuments historiques, les pyramides, les cathédrales et bien d'autres vestiges. À la fin de l'exposé, je me suis rapproché du conférencier pour l'interroger sur une réflexion que je m'étais faite. Avant que soient construits ces monuments grandioses et complexes, y avait-il des écoles d'architecture ?

Surpris par ma question, je l'ai vu songeur, puis il me répondit :

— À ma connaissance, il n'y a aucune information sur ce sujet, ces écoles n'existaient pas, ces grands bâtisseurs étaient des génies.

On peut s'interroger : où sont-ils allés chercher ces connaissances architecturales, qui leur a insufflé pour qu'aujourd'hui ces monuments soient encore présents ? Vous voyez, je ne suis pas le premier ni le dernier, nous sommes tous investis à jouer un rôle sur cette Terre. Ne serait-ce que donner un sourire à l'autre pour qu'il ait une étincelle de joie dans son cœur, de donner du bonheur à notre entourage et venir en aide aux plus démunis.

Chapitre 8

INCROYABLE DESTIN

Je sais qu'il y a d'autres aventures qui m'attendent, je ne peux pas encore vous les révéler, sauf une, qui est comme les autres, INCROYABLE.

Jamais, je dis bien jamais, je n'aurais cru être capable de réaliser cet INCROYABLE qui est entre vos mains.

Moi, enfant du siècle dernier, sorti des écoles en 1963 à l'âge de 14 ans pour apprendre le métier de coiffeur, sans niveau intellectuel, ni littéraire, ni scientifique, ni maîtrise parfaite de l'écriture, je viens de réaliser cet ouvrage.

Pendant le courant de ma vie, les gens me disaient, vous devriez écrire un livre sur vos dons et l'histoire de ce vécu.

Pour leur faire plaisir, je répondais

— Je vais y penser, sans avoir au fond de moi la conviction de le faire.

Je m'en voyais incapable, pour moi, c'était mission impossible.

Même lire, c'était laborieux, pas que je ne savais pas lire, mais plutôt que je ne trouvais aucun attrait, je lisais le résumé, j'avais déjà compris l'histoire. Quand j'en lisais un, je savais dans une conversation en faire un condensé ou développer les thèmes. Malheureusement, je ne suis jamais arrivé à garder en mémoire une lecture, elle s'évapore en quelques jours, voire le lendemain.

Parfois, certaines personnes m'offraient un livre pensant que j'étais lecteur. Elles mettaient ça sur le compte de phrases ou de mots que je disais naturellement d'auteurs connus, auteurs que je n'avais jamais lus et que je ne connaissais pas.

— Ah ! Vous avez dit exactement ce que cet auteur a écrit, vous l'avez lu !

— Non, tout en étant surpris.

Je savais que le livre qu'on m'offrait finirait sur une étagère, non qu'il n'était pas intéressant, mais j'ai toujours eu du mal à ouvrir un bouquin. Parfois, j'étais obligé d'en lire certains, les personnes qui me les donnaient attendaient mes commentaires.

Je n'ai jamais compris pourquoi je n'arrivais pas à lire, pourtant j'ai toujours aimé l'objet qu'est le livre. Je suis en admiration devant ces grandes bibliothèques remplies de bouquins, l'ensemble de ces livres me fascine, quand ils sont devant moi, j'ai presque envie de tout lire, mais rien que d'y penser, j'ai le tournis.

Un jour, j'ai amicalement, et non pour ce qu'elle pratiquait, rendu visite à une personne que je connaissais, et qui était spécialiste des vies antérieures. À l'époque ne sachant pas encore que je pouvais être capable de cette pratique, je préférais, pour éviter de perturber notre quotidien déjà compliqué, ne pas mélanger le passé avec le présent. Aujourd'hui, je conçois que dans certains cas particuliers cette pratique peut s'avérer utile, et curieuse pour d'autres. Personnellement, il est plus favorable que nous restions dans le présent, parce que l'on ne peut pas dans cette vie être et avoir été.

Nous étions en pleine discussion, quand soudain elle m'interpelle :

— J'ai quelque chose à te dire sur ta vie antérieure !

— Non ! Cela ne m'intéresse pas de connaître mes antériorités.

— J'y tiens, c'est important !

— Ah bon !

J'étais hésitant, elle insista.

— Si ça peut te faire plaisir, je veux bien t'écouter.

— Dans une autre vie, tu étais un grand mage, tu avais la science infuse et une connaissance sur tout ce qui existait sur la Terre, les gens venaient de partout te voir pour s'informer, tu étais aussi un grand guérisseur.

C'était agréable d'entendre ce qu'elle me disait, et d'apprendre qu'à l'époque j'étais ce personnage. Elle avait sans le vouloir répondu aux interrogations que je me posais depuis tant d'années.

Si dans l'autre vie j'avais un tel savoir, c'est que j'ai dû potasser des quantités incalculables de bouquins. Raison pour laquelle j'aime le livre. Et le fait de ne pas avoir envie de les lire... J'ai dû faire une overdose pour que le cerveau encore aujourd'hui ne veuille plus emmagasiner.

Comme je vous l'ai déjà dit, nous venons tous à la naissance avec un bagage. Le fait d'avoir été dans ma vie antérieure un grand guérisseur, j'ai compris pourquoi j'avais toutes ces capacités en moi. Là-haut, ils ont su les éveiller et me les faire utiliser.

Très souvent, pour nous permettre de comprendre ce que l'on est, et ce que nous devons être, le Tout-Puissant met sur notre chemin des personnes ou crée des situations pour nous transmettre des informations sur nos interrogations et notre personnalité, à nous de les déchiffrer.

Revenons à mon ouvrage, je l'ai dit, pour moi c'était mission impossible, je ne voulais même pas y penser. Là, de nouveau ce fut l'incroyable ! Il y a peu de temps, un beau matin, je me réveille avec une folle envie d'écrire, quelque chose dans ma tête s'est déclenché qui me disait :

— Il faut que tu écrives, c'est impératif.

Moi, écrire ? Je m'interrogeais, ce n'était pas possible que je ressente en moi un tel besoin, ma main et mon bras étaient impatients, il fallait absolument que je prenne un crayon et un bloc-notes. J'étais tiraillé par deux sentiments (écrire ou ne pas écrire, c'était là la question) : dans ma tête, les idées me venaient comme par enchantement, mentalement mon histoire s'échafaudait.

Puis, je réalise qu'ils sont là, qu'ils éveillent en moi l'inspiration, ils me poussent et m'obligent, je ne peux pas résister, je dois poser sur les pages blanches tout ce qui me vient.

Pendant toute la journée, je ne voulais voir personne, j'étais dans ma bulle, je trouvais l'écriture facile et étonnante. « Pauvre ignorant de la littérature, comment arrives-tu à écrire mot pour mot cet ouvrage ? » Je ne me reconnaissais plus, je découvrais un autre homme en moi. Pourquoi m'amenait-on à cette capacité ?

Tout en jetant sur papier ce qui me venait, deux autres titres de livres avec leur histoire se révélaient dans ma tête – j'ai tout de suite inscrit sur le bloc-notes les grandes lignes pour mémoire –, ouvrages que j'aurai à écrire ultérieurement.

J'ai l'impression qu'on a ouvert en moi une nouvelle aventure, me voilà écrivain, ne dites jamais « Fontaine, je ne boirai pas de ton eau ».

Les jours suivants, j'avais élaboré dans ma tête et sur papier tout mon livre, aujourd'hui il est entre vos mains, je n'ai pas pu tout raconter dans cet ouvrage, mais il reflète l'essentiel de mon vécu.

J'espère que je vous ai fait voyager et vivre cette incroyable aventure, que je vous ai permis de toucher du doigt le réel dans l'irréel, de prendre conscience que dans l'au-delà il y a un amour incommensurable, que ceux que nous avons aimés sont près de nous, et que vos capacités sont des liens d'humanité.

Dans la tourmente, gardez toujours votre joie de vivre, parce qu'elle est la lumière céleste, dans les pays les plus pauvres, ils ont tous cette joie en eux avec l'espoir de jours meilleurs. L'âme est la seule grande valeur sur Terre, le reste n'est que secondaire, même notre corps, un jour, n'est plus.

— MARCEL ET L'INCROYABLE —

Ce fut un plaisir d'être entre vos mains, comme ceux qui ont pu l'être entre les miennes. Je vous dis à bientôt dans une prochaine lecture, qui j'espère, nous permettra de nouveau d'être l'un à côté de l'autre.

Témoignages

L'HOMME HABILLE DE LUMIERE

C'est un homme âgé d'une soixantaine d'années. Il sourit. Son visage est rond et sa physionomie est ronde, ses mains portent un secret.

Croisé dans la rue, il semblerait si ordinaire….

La dernière fois que je l'ai vu, je l'ai regardé dans les yeux, lorsqu'il a retiré ses lunettes.

Dans ce regard si profond j'y ai vu une immense tendresse, la pureté, la générosité, la bonté, l'exception, l'humilité, la perception….

Il porte la lumière.

Son don le tourne irrésistiblement vers les êtres humains, comme par magnétisme… Il est attiré par les maux d'autrui qu'il combat et qu'il soigne, pour le bien de tous.

Il aide les hommes à affronter leurs failles.

Ses paroles sont justes, sages. Un peu mage ou magicien, père spirituel, philosophe et prophète…

Il est certainement ce que l'on appelle « un élu ». Il n'y est pour rien. Cette force extraordinaire qu'il a reçue s'associe à la grâce….Son âme si profonde rassure.

Ceux qui ont eu la chance de le rencontrer ne sont plus les mêmes, après leur visite.

Cette rencontre magique est faite de sensation et d'émotions…Les mots ne sont rien pour décrire cet homme si élevé, si aérien…

Je l'ai rencontré. Il m'a soigné comme un père.
Aujourd'hui, je le remercie.

Bernadette Gilabert

Je soussignée, Mme Mas Germaine
résidant à la Safranette Mimosas Bt B
Av Leclerc Villefranche s mer 06

témoigne que mon guérisseur Mr Marcel
par l'imposition des mains, a fait disparaître
un champignon (candida albicans) que j'avais
depuis plusieurs années, à l'estomac et a
l'intestin qui me donnait de grands
malaises. Malgré tous les traitements médicaux
que j'ai subis, à ce jour, les dernières analyses
sont arrivées négatives sur tous les plans;
(plus de champignons, plus de microbes)
Je remercie Mr Marcel de ce bien être
retrouvé.

Fait à Villefranche s mer le 10 Juin 1993

G Mas

La Réunion

Bonjour
de La Réunion

Cher Darcel,

Quelques vues d'ici pour vous faire partager encore un peu les jolis paysages et la chaleur réunionnaise... J'espère que ces quelques mots vous trouveront en pleine forme. Ici ça va. Je tiens à vous remercier car notre relation avec Adèle c'est bien améliorée, et son comportement a évolué. On la sent un peu plus ouverte, plus à l'aise aussi parfois et beaucoup plus "participante" à notre vie de famille. Mille mercis. Nous sommes sur la bonne voie !... 150 000 mercis ----
J'espère que nous aurons le plaisir de vous revoir, en attendant je vous souhaite une bonne continuation pour votre quotidien et s'il n'est pas trop tard tous nos meilleurs vœux pour 2005. À bientôt, Nadine et sa tribu.

Cher Marcel.

En vous remerciant
de m'être venu en aide

J'espère que cette aquarelle
vous fera plaisir.

Je l'ai peinte aux
Îles Canaries.

à puerto de Mogan
grand CANararia.

Malta est mon
nom d'artiste

à Bientôt.
amicalement Marianne

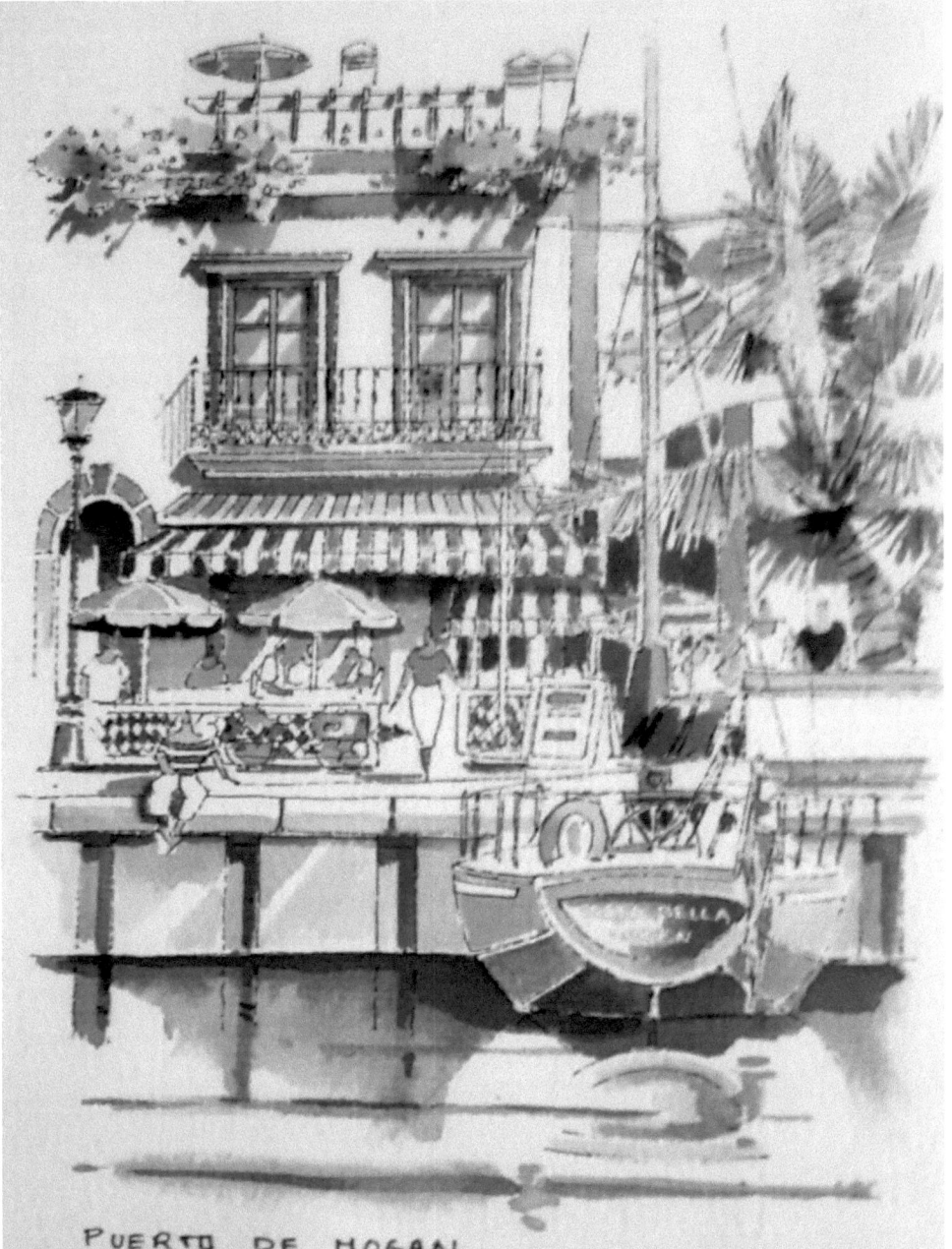

En mémoire

Mes parents et grands-parents
qui m'ont donné tant d'amour…

Mes enfants et petits-enfants
qui sont la pérennité familiale…

Michèle,
femme de cœur et d'amour…

Mme Develay,
lien d'amitié et de partage…

Tous ceux que j'ai soignés
avec dévotion.

Table des matières

Preface 7
Chapitre 1 9
Chapitre 2 **L'INCROYABLE APPARITION** 25
Chapitre 3 **L'INCROYABLE VISION** 55
Chapitre 4 **L'INCROYABLE MIRACLE** 73
Chapitre 5 **INCROYABLE FLORILÈGE** 81
Chapitre 6 **L'INCROYABLE DIVINITÉ** 95
Chapitre 7 **L'INCROYABLE PERCEPTION** 103
Chapitre 8 **INCROYABLE DESTIN** 119
Temoignages 127
En memoire 135
Table des matieres 136

Marcanst

ISBN : 978-2-491705-00-8
Dépôt Légal : janvier 2020
1ère impression : Janvier 2020

Site internet : www.editionsmarcanst.com